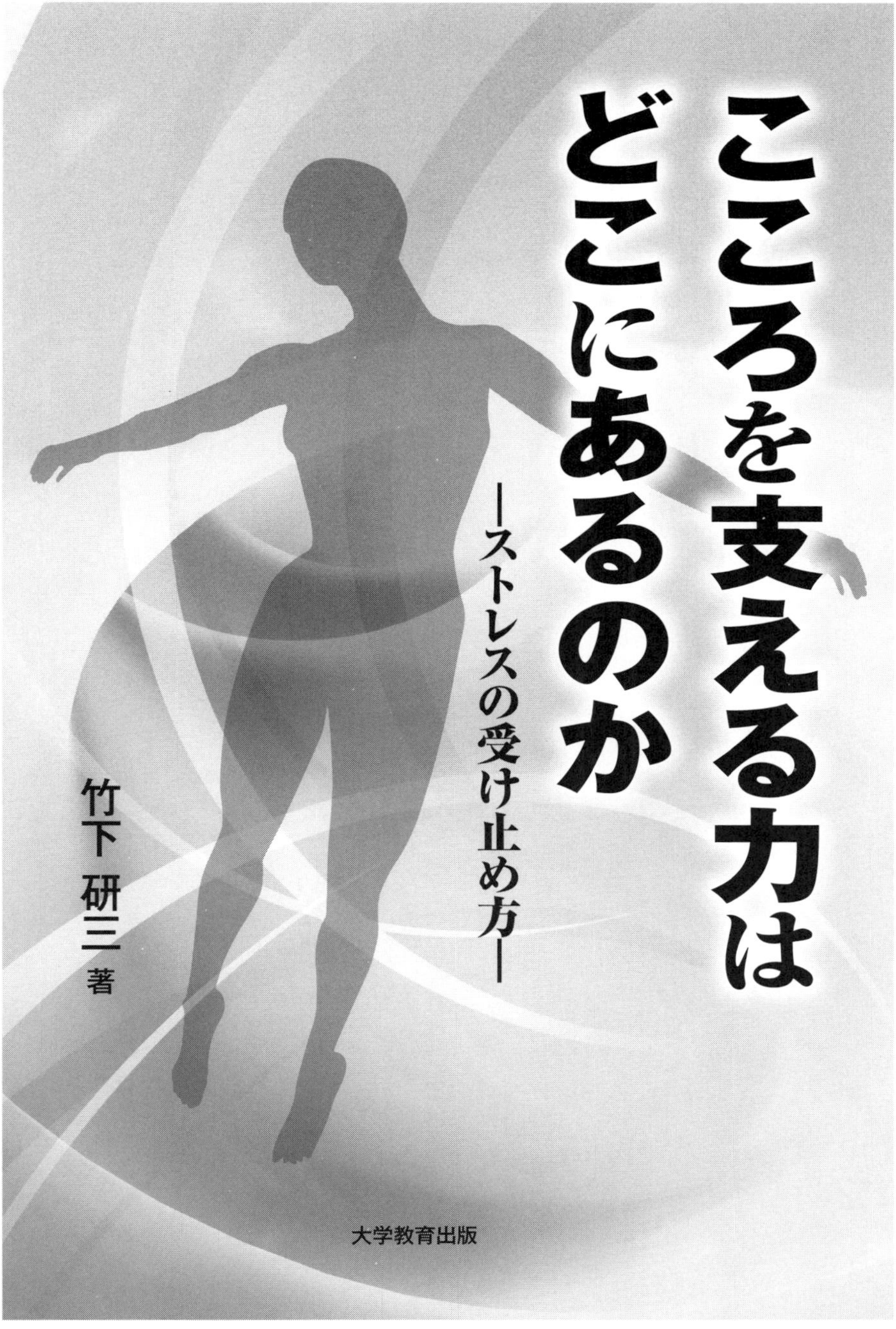

こころを支える力はどこにあるのか

―ストレスの受け止め方―

竹下研三 著

大学教育出版

はじめに

わたくしが小児科医としてのスタートをきったのは、今からちょうど五十年前になります。わたくしは、小児科の中では学問としてはじまったばかりの小児神経学を専門に勉強することを選びました。当時、大学病院を受診する子どもたちの神経疾患は、脳性まひ、てんかん、精神遅滞（知的発達障害）の子どもたちでした。しかし、その頃から、脳科学は急速な進歩をみせはじめ、出産時の脳障害の病態や先天性の代謝異常症や染色体異常症などの存在が明らかにされてきました。

この医学の進歩や社会の変化とともに病気の内容も変化を見せはじめました。自閉症や未熟児脳障害、被虐待児や胎児性脳障害、学習障害や注意欠陥・多動性障害、そして、いじめや不登校などです。社会の変化とは、経済的な豊かさ、核家族化と少子化、過保護、テレビやメディアに代表される生活環境の変化、社会体験の不足、そして、感染症の変化です。感染症では、死に直結する急性感染症の激減です。結果、それまで社会の片隅でひっそりと生活をしていたいろいろな不具合をもつ子どもたちが、社会の目にとまるようになったのです。

いま、わたくしは、次の社会を担う子どもたちの背景に大きな不安を感じています。恵まれた環境が子どもに与えているこころの弱さです。これは戸外での遊びの減少ともいえます。中でも、わたくしが心配していることは、彼らの訴える内容が客観的に確認できるような症状ではなく多くが自己評価での訴えです。日常のささいな出来事から生じるこころの不安を、自らの中で巨大化させていく彼らのこころの弱さです。ちょっとしたストレスから学校に行きたくない、早おきができない、朝食を食べたくない、お腹が痛いなどが、日常茶飯事のように子どもたちにおこっています。そして、これらを許してしまう家庭や社会の問題です。また、子どもたち同士でのコミュニケーション力の弱さや、異常なまでのネット依存もあります。また、こころの育ちに責任をもたねばならない教育界の脆弱さもあります。

この社会全体に広がっている「不安定さ」は、わたくしが小児科医になった昭和四〇年（一九六五）頃とは大きく異なってしまいました。すべてが許されすぎているのです。これがストレスを自己努力で回避できず、逆に過剰に反応しやすい子どもたちを生んでいると思えるのです。

本書は、このような流れを少しでも食い止めることができないかという視点から、この五〇年間の経験をとおしてわたくしの考えを述べてみました。ストレスに耐える力、正しいことを正しいといえる勇気、他者への思いやり、卑怯でない精神力、そして、誠実なこころです。この思想は、明治の初期、幕末の混乱期にアメリカに留学した新渡戸稲造がアメリカ牧師の質問に英語で書いた『BUSHIDOU（武士道）』に書かれています。牧師の質問は、宗教のない日本に社会はこころを次の世代にどう伝えるのか、という問いかけでした。四百年におよぶ江戸幕府の社会秩序が、幕府の崩壊にもかかわらず維持されているのが理解できなかったのでしょう。

こころは胎児のときから育っています。乳・幼児期、学童期、思春期でのこころの育ちもあります。そして成人になって人生にチャレンジしながら人格をつくるこころの育ちもあります。もちろん、こころには、親から受け継いでいる遺伝的因子があります。しかし、いまの子どもたちが示している問題には生後の環境がおおきく影響しています。遺伝因子は、一世代や二世代で大きく変わることはないからです。子どもたちのこころを支える力は、胎児期から思春期にいたる健全な環境と、子どもたちへのほどよい働きかけによって育っていくと考えています。育つ環境と指導の大切さです。

本書では、まず「こころを歴史はどう理解してきたのか」ではじめることにしました。有史以来、「魂とは何か、生命とは何か、自分とは何か、人生とは何か」を人は問うてきました。哲学です。そして、第二章では、近代になって哲学から別れた心理学が、こころをどう理解してきたのかを述べてみます。第三章では、こころと脳と遺伝子の関係について、現在の科学がどこまでせまっているのかをまとめてみました。第四章からは内容が具体的になります。こころを支える力の土台にある健康力、会話力、文章力、記憶力と注意力への理解です。第五章では子どもたちだけではなく社会がこころを守りきれなくなっているストレスとこころの問題、そして、最後の第六章で、本書の目的であるこころを支える力はどう育っていくのかを胎児期から述べてみました。

なお、各章には、わたくしが時事通信社の厚生福祉・打診に書いてきたエッセイをコーヒータイムとして入れさせて頂きました。本文を逆の立場から見たエッセイです。

支えるこころ、ストレスに耐えるこころは、遺伝的、生得的なつよさの上に、環境と育てる大人の適切な指導によって育てられていくと考えます。人生のバトンは親から子に渡されていくのです。いまの子どもたちには、子どもとしての個性が見えてこないのです。親子で迷っておられるような気がしてなりません。

本書が、こころを支える力をどう育てていくのかについていくばくかのアドバイスとなれば幸いです。

こころを支える力はどこにあるのか

―ストレスの受け止め方―

目次

第一章

こころを歴史はどう理解してきたのでしょうか

「こころを支える力はどこにあるのか」には、まずこころとは何かを知っておく必要があります。こころはどう定義されるのか、世界のことばである英語ではこころはどう表現されているのか、こころを考えた哲学はこころをどう説明してきたのか、こころはどこにあるのか、などです。ここでは、以上のような基本的なことから理解を進めたいと考えます。

一　こころの定義とこころが宿る場所 ― こころを動かすのは脳です ―

こころはどう定義されているのでしょうか。広辞苑によれば、こころは「人間の精神作用のもとになるもの」としています。具体的には、こころとは、「何かを感じ、知り、思い、考え、学び、記憶し、語り合い、愛し、憎み、計画し、創造するもの」と説明されることになりましょう。こころとは、人のいのちそのものかもしれません。もちろん、こころには、困難に耐える強さや弱さもありましょう。

それでは、ことばの概念にきびしい英語の辞書では、こころはどう書いてあるのでしょうか。三省堂の辞書では、日本語の「こころ」は mind（こころ）、heart（心情）、spirit（精神）、will（意志）、feeling（感情）、intention（意向）といろいろと書いてあります。これらはすべて本書のタイトルである「こころ」の概念に重なっています。逆に、mind の日本語訳を見ますと、mind はこころ（理性的な）、精神、知力、記憶、意志などとなっています。重要なところは同じです。ただ、こころの概念は、国により、時代により、社会により、宗教により少しずつ異なっており、かつ広範な内容をもっています。しかし、mind、heart、spirit、will、feeling、inetntion は、国が異なっていても日本語のこころとほぼ同じ意味をもっているようです。そして、ここに共通して存在するものは、「生きている」「魂《たましい》」「命《いのち》」なのでしょう。

一方、こころは、本により霊魂、精神などと同じ意味で書かれています。昔は魂や霊魂がこころでした。英語では soul や spirit となります。精神も spirit, mind, soul などと訳されます。ここに共通するものは人間性そのものといえるのでしょう。こころの研究は、人間性の探求といえるかもしれません。

では、昔の人は、こころはどこにあると考えてきたのでしょうか

紀元前の世界ではこころは魂と考えられ、魂は、心臓や肝臓や脳などにあると考えていたようです。エジプトではミイラをつくる場合、心臓だけを残していたことはよく知られています。エジプトでは心臓が魂だったのでしょう。こころが脳にあると記録に残っているのは、医学の祖といわれているギリシャのヒポクラテスでした。彼は、「人は、脳によってのみ喜びも、楽しみも、笑いも、冗談も、また、嘆きも、苦しみも、悲しみも、涙ぐむことも知らねばならない。われわれは、脳あるが故に思考し、見聞し、美醜を知り、快・不快をおぼえるので

ある」と書き残しています。まさに今日のこころの概念を述べています。

しかし、その後に続いたギリシャ哲学では、こころや魂については思弁的な考えが中心になり、魂の存在は、イデア（理念）の世界とあいまいになり、さらに中世時代になるとキリスト教の支配によりこころの存在は教義的となり、神に支配され、実証的な発展にはなりませんでした。

なお、古代の中国にも似たような考えがあり、こころを心臓、肝臓、脾臓、腎臓などに求めています。「心肝を寒からしめる」は今も使われる表現です。

このような古代から中世の時代にこころの居場所に影響を与えたのは、ギリシャの医師ガレノス（概略一三〇～二〇〇年）でした。彼は、こころの働きを想像、理性、記憶、運動・感覚の四つに分類し、これらは脳で作り出されるとしました。今日の脳科学で理解されている大脳の機能そのものです。残念ながら、彼は、こころは脳の中で脳脊髄液を作りだしている脳室に蓄えられていると間違った判断をしてしまいました。しかし、この考えは、キリスト教が科学を支配した一九世紀まで続いています。

こころが一部とはいえ脳にあることをはじめて証明したのは、一九世紀のフランスの外科医ポール・ブローカー（一八二四～一八八〇）でした。彼は、脳卒中の後にことばをまったく話せなくなった患者さんの左の大脳の前方（前頭葉とよばれます）に損傷が限局してあり、これがことばを話す中枢であると報告したのです（一八六一）。この報告は、こころが一部とはいえ脳にあることを客観的に実証した最初の論文でした。この場所は、今でもブローカーの言語中枢としてひろく知られています。以後、世界は、こころは脳にあるとなったのです。

しかし、こころが脳にあるのなら、本書のテーマである「こころを支える力」は、脳のどこにあるのでしょうか。やさしさや悲しさは、脳の中のどこにも見えないのにわたくしたちは、これを到るところで感じることができます。ストレスも見えないけれど脳で受けとめているのです。

このことを理解するには、それぞれの時代でこころはどのように考えられてきたのかを振り返ってみることからはじめねばなりません。そこからこころを支える力もストレスに耐えるこころの理解もはじまると考えるからです。

二　古代の人々が考えたこころ ― 魂とは何でしょうか ―

ここでいう古代とは、紀元前四〇〇〇年から紀元三〇〇年頃までをさします。こころや魂に関する話は、伝説や神話からでした。文字のない口頭伝承の時代です。しかし、紀元前四〇〇〇年頃から文字の使用がはじまりました。古代とは、神話の時代から文字の使用がはじまった頃までを指すことになります。なお、口頭伝承の一部は文字として残されています。ギリシャ神話のイーリアスとオデッセイや旧約聖書、日本では古事記などが歌によって口頭伝承として代々に伝えられ、後に文字となって残されています。

文字の使用がはじまる頃、地球上では四つの地域が四大文明の地として知られています。インドのインダス川流域、中国の黄河流域、メソポタミアのティグリス・ユーフラテス川地方（今のイラク地方）、エジプトのナイル川流域です。ここの歴史にはすべて神話の時代があり、古代宗教の歴史があります。しかし、この時代の人びとには、こころは必要とされませんでした。古代にはこころをもつ人という存在は必要でなかったのです。人は武器の一部か、食べものを作る人でしかなかったからです。わずかに支配者である王のみが、こころをもつ人として必要な存在でした。

しかし、古代が終わりに近づいた紀元前四、五世紀頃から文字が使われるようになると、支配者のことばだけでなく、一般の人の話したことばが、記録として残るようになってきました。すなわち、文字によってこころや魂を考えることが可能になり、支配者以外の人が、人間とは、霊魂とは、こころとは何かを考え、それを人びとが語り伝える時代になってきたのです。インドでは釈迦（ブッダ）が、中国では孔子や老子が、メソポタミアではキリストがそれぞれに魂とは何かを考え、人間の生き方を説話として残しています。そして、釈迦の教えは仏教に、キリストの教えはキリスト教へと発展していきました。

では、中国が考えたこころとは何だったのでしょうか。中国では、精神の働きに相当するものを魂魄《こんぱく》といってきました。魂は精神活動、すなわちこころであり、魄は肉体活動としています。今のことばでいう心身です。

古代中国の歴史には、二名の有名な思想家がいました。孔子（紀元前五五二〜四七九）と老子（年代不明）です（図1-1）。この時代の中国は周や魯の時代となります。両者の思想は対称的で、孔子の剛に対し、老子の柔となります。

孔子は、時の政治に積極的に関与し、仁（人間愛）と礼（規範）にもとづく理想社会を目指しました。道徳の世界です。しかし、毒を飲むことを強制された孔子の最後のことばは、「恕」といわれています。「ゆるすこと」となります。この考えは、孟子により引き継がれ、後に儒教に発展しました。論語にある「十有五にして学に志す。三十にして立つ。四十にして惑わず。五十にして天命を知る。六十にして人のことばに動じない。七十にしてこころの欲する所に従って、矩（道理）をこえず」はあまりに有名です。本書の基調も「三十にして立つ」を意識しています。こころの成長は、三〇歳をひとつの区切りとするのかもしれません。なお、南アフリカの大統領だった故ネルソン・マンデラも牢獄から解放されたとき、「ゆるす」ということばを述べたといわれています。ストレスに耐えたこころの境地は、「ゆるす」なのでしょうか。

一方、孔子と同じ時代に生きたとされる老子は、自然を崇拝し、無為・無我を理想とし、自然で、あるがままを善としました。仙人の生き方に通じます。世の中に絶対的なものはないとし、文字の知識だけでない経験の大切さや、他者への思いやりを述べました。老子の思想は、荘子に引きつがれ、道教となりました。老子の経験と文字の重要性についての教えは、本書の支柱にも重なります。老子は、孔子とは反対に人生をこころのもち方としました。こころの支えはここにあるという教えです。こころのもち方なのです。

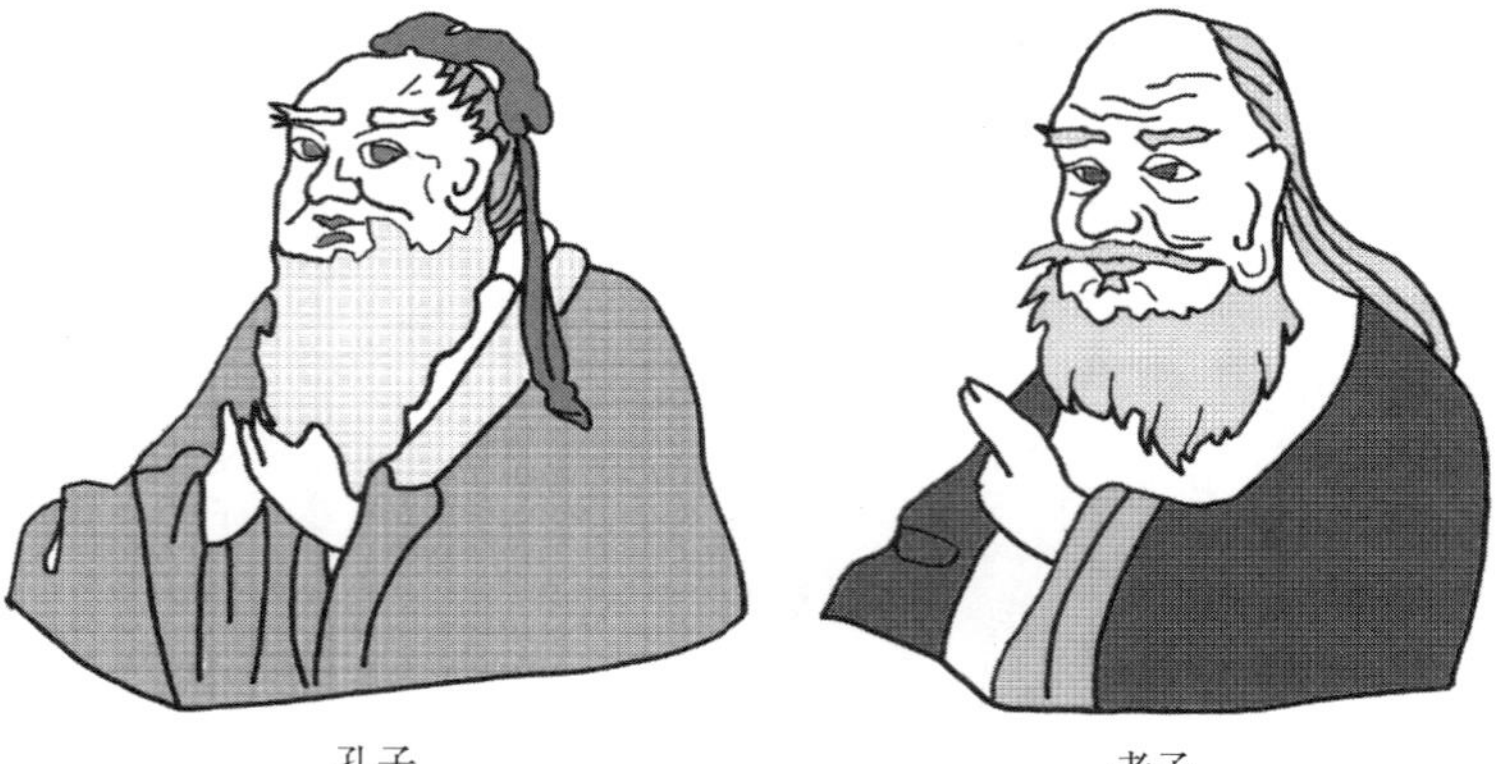

図 1-1　古代中国の思想家　孔子と老子
孔子の「仁と礼」は人を思いやる気持ち、老子の素朴な生活はエコロジーの思想です。

三　ギリシャ哲学が考えたこころ

―こころは知・情・意からなります―

この節では、哲学として発展したギリシャ哲学をまとめてみたいと思います。

哲学は、英語でphylosophiaと書かれます。フィロは愛、ソフィアは知恵で、合わせて「知恵を愛する」となります。考えることを愛するのです。では、考えることとは、何を考えるのでしょう。古代ギリシャでは、魂がそのテーマでした。いのちとは何かです。そして、生きるとは、死ぬとは、人間とは、神とは何かなどを考えることに広がっていきました。哲学はこころの学問ともいえます。

ギリシャ哲学では、ソクラテス、プラトン、アリストテレスの名前がよく知られています（図1-2）。ギリシャ哲学をスタートさせたソクラテス（紀元前四七〇年頃～三九九）は、哲学の重要な課題は魂（soul）への配慮であるとしました。魂とは、すなわち生命であり、ギリシャ語ではプシューケー、ラテン語ではアニマとよばれていました。プシュー

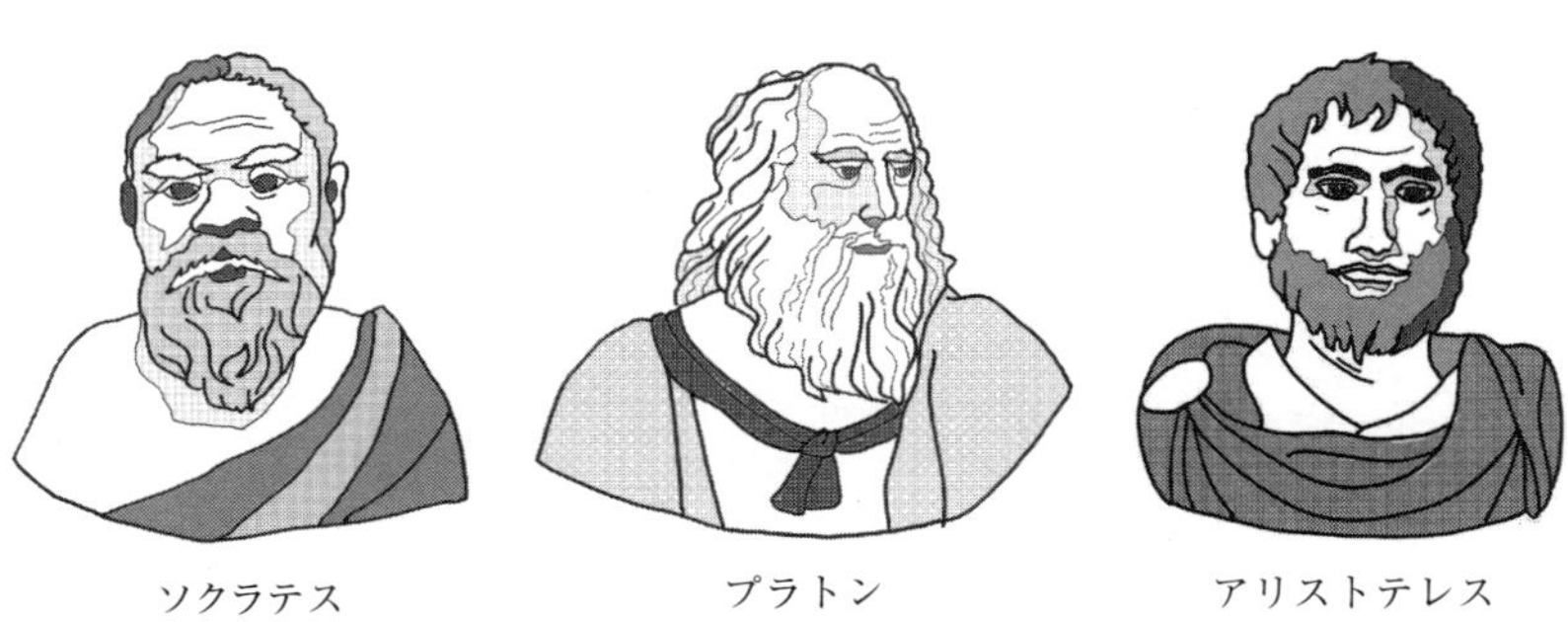

図1-2　古代ギリシャの3大哲学者

ソクラテスは人は無知だからこそ知を求めるとし、プラトンはこころをイデア（理念）とし、アリストテレスは、観察と経験を重んじました。

ケーは*ψυχηο*と書き、魂やこころを意味しています。なお、このことばは、後に述べるpsychology（心理学）の語源にもつながっています。

ソクラテスは、多くの人たちと街の中で討論をくり返し、自分の考えを述べ、自分の姿勢を「無知の知」とよんで、善を正しく理解し、自己の内なる魂への配慮を求め、欲望の節制を説いたといわれています。しかし、ソクラテスは、自らの考えを文字で残すことに同意しなかったため、彼の考えは、文字に残されませんでした。

ソクラテスの弟子プラトン（紀元前四二七〜三四七）は、ソクラテスの講話をソクラテスの弁明として文字に残しました。今日に残っているソクラテスのことばは、プラトンによって残されたことばです。プラトンはアカメディアという学園を創設し、多数の弟子を育てました。彼は、地上には二つの世界がある。ひとつは、感覚的に経験することで理解できる世界であり、それを自然の理解とし、もう一方には、感覚的には目にみえない世界があり、それはイデア（理念）の世界であり、抽象的で高度に知性的なものであるとしました。イデア論です。こころは、目に見えない世界にあるとしたのです。そして、こころを純粋な善と美として探求することをめざしました。地上に見えるものはすべて偽の像であり、経験によらない真の像を追い求めることの大切さを重視したのです。魂とは何かを求め、それは不滅のものとし、こころは、知・情・意からなるとしたのです。知恵、情動、意欲です。この偽の像と目に見えない像の考えは、その後に続く心身mind・body二元論のスタートとなりました。プラトンの多彩な対話集は、その後の中世哲学や近代哲学に大きな影響をあたえ続けました。ギリシャ哲学の祖といわれる所以です。しかし、この考えは第五章で述べるように、ストレスがこころに与える影響に「身」を除外することはできません。「心」と「身」は一体なのです。

プラトンが高度に抽象的で知性的な論理を重視したのに対して、弟子のアリストテレス（紀元前三八四〜

三二二）は、より現実的な考えの持ち主でした。哲学には、理性的な理論部門と個別的な科学部門があるとして、今日の論理学、倫理学、政治学、心理学、生理学などにつながる学問の道筋を確立しました。万学の祖といわれる所以です。すでに感覚には、視覚、聴覚、触覚、嗅覚、味覚という五感のあることを述べており、認知の根底には別々の下位システムがあるとし、三段論法、信憑性、錯覚、内観、メタ認知などの今日に用いられているさまざまなこころの現象を取り上げました。より実証的な学問をめざしたのです。

三人の哲学者の中でソクラテスやプラトンは、生き方の本質を求め続けました。それに対して、アリストテレスは、生まれた時のこころは白紙の状態であり、徳のこころは教育によって、人格は習慣によって生まれ育つとしました。この考えは、子どものこころを育てる人へのアドバイスだけでなく、大人の人格形成の努力目標として今日においても重要なコメントになっています。さらに彼は、勇気、正義、善などの意味は何かを問いかけています。この考えは、今日のこころの概念にひじょうに近いものとなっています。極論すれば、現代思想の底辺にはかならずアリストテレスが述べた考えが存在しているといえるのかもしれません。

残念ながら、ギリシャ哲学は、アテネの政治的・軍事的な没落とともに発展がストップし、西ヨーロッパにおける近代哲学の時代になって新たな発展を伴って生き返ることになりました。

四　中世の哲学が考えたこころ―こころは信仰と結ばれました―

中世とは、西暦五〇〇年から一五〇〇年頃までの約千年を指しています。ヨーロッパでは、古代ローマ帝国の滅亡（四七六）からキリスト教が社会の基盤となっていた時代を指します。建築では、ロマネスク様式やゴシック様式とよばれる華やかな教会建築がステンドグラス美術と重なりました。学問としては、イエス・キリストによる「人は神との愛によって結ばれている」という思想で支配されました。十二使徒のひとりであるパウロによってキリストの言動は、ギリシャ語で書かれ、聖書に発展し、中世の思想を支配しました。しかし、一一世紀の十字軍の遠征は、東方からアラブ圏の文化を移入することになり、中世ヨーロッパの思想に大きな影響を及ぼすことになりました。古代ギリシャ哲学の移入です。プラトン哲学であるイデア論の移入です。

中世の哲学では、キリスト教が大きく影響した結果、キリスト教的な神学とギリシャ哲学とを一元化した「スコラ哲学」とよばれる時代へと変化していきました。スコラ scola とは、ラテン語で学校という意味になります。大学や教育という概念のはじまりです。哲学は、街の中でソクラテスが大衆に話しかけたギリシャ時代から、知識は教育による普及へと変身することになりました。

スコラ哲学の代表者は、トマス・アクィナス（一二二五～七四）です。彼は『神学大全』によって、信仰と哲学によって探求された真理は、反目するものではなく両立が可能であるとしました。しかし、信仰は理性にまさると説き、中世思想の調整を図りました。

宗教とこころの関係は、ストレスを間におくと微妙な関係になります。宗教はこころに語りかけながら、宗教弾圧、すなわち強烈なストレスを人びとに与えていきました。一方では、神の名によってそれに耐えることも求めました。弾圧に耐えながら死に至った人びとの生き方を今の日本でどう考えるかは、それぞれの立場で考えてもらうことにいたしましょう。

なお、日本では、中世は鎌倉・室町幕府から江戸幕府の終焉までとなります。この時代には、空海（七七四〜八三五）の存在があります。空海は、仏教の中でことばではなく行動を重視する密教を唐（西域）に学び、それをわが国に広めました。人は、生まれたときから仏であり、悪い人はいないという思想です。そして、悟りを開くことの重要性を説きました。悟りとストレスに耐えるこころとの間には結びつくところがあります。なお、空海は日本語に「ん」のないことに気づいた人としても知られています。

五　近代の哲学が考えたこころ――こころは再び人の手に帰りました――

近代の哲学は、ヨーロッパでは、ルネッサンス以降の一六〇〇年頃より二五〇年ほどの時代といわれています。キリスト教が地上のすべてを支配した絶対的な神の思想が、科学によって疑問を投げかけられてきた時代になります。

その科学が、はじめて神の思想に影響を及ぼした代表者には、イタリアのガリレオ・ガリレイ（一五六四〜一六四二）とイギリスの数学者であり物理学者であるアイザック・ニュートン（一六四二〜一七二七）が挙げられます。ガリレイは優秀な望遠鏡をつくって天体現象の観察で数々の発見を行い、最終的にはキリスト教を否定する地動説をとなえることになりました。また、ニュートンの万有引力の法則は、宗教が科学を支配できないことを立証しました。

この時代、哲学の研究は、近代哲学の父といわれるフランスの哲学者ルネ・デカルト（一五九六～一六五〇）、イギリスのジョン・ロック（一六三二～一七〇四）、ドイツのイマヌエル・カント（一七二四～一八〇四）などによって進められていきました（図1-3）。

デカルトについては、哲学に興味のない人でも「われ思う、ゆえにわれあり（Cogito ergo sum）」ということばを一度は聞いたことがありましょう。思考することを中心においた哲学であります。デカルトは、プラトンのこころ（精神）と物質は別とした二元論を再興し、こころは内なる観念としました。世の中は精神（観念の世界）と物質（外界の世界）の世界からなるとし、精神と物質の近代二元論を打ち立てました。

なお、彼は、物質の真理にせまるには四つの原則があるとし、①事実を偏見なく明らかにする、②分析する、③分析したものを思考によって統合する、④関連する多くのことを枚挙することとしています。今日の科学研究の基本を述べています。神の支配下にあった世界をこの考えで述べたことが近代哲学の父といわれる所以でしょう。しかし、

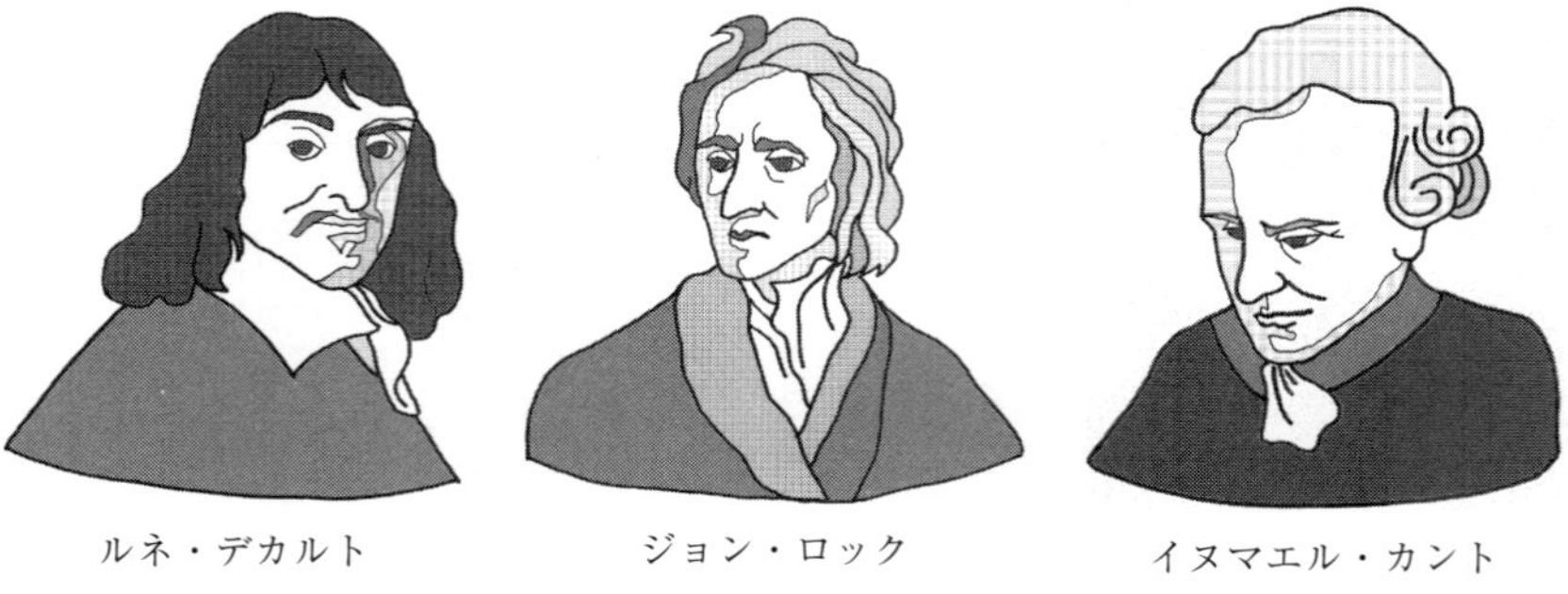
ルネ・デカルト
ジョン・ロック
イヌマエル・カント

図1-3　近代哲学の３大学者
17～18世紀の哲学者です。デカルトは科学研究の原則を述べ、ロックは政治の３権分離を述べ、カントは精神活動の原則を述べ、今日の思想に大きな影響を与えました。

デカルトの誤りは、プラトンと同じくこころと身体は別であるとしたことにありましょう。ただ、そうはいいながらもスウェーデン王女の「心身は別なのですか」という質問には、「これは研究や理論の世界にだけ当てはまるものであり、日常生活での身体とこころは一体です」とも述べています。こころと身体を分けることの無理を感じていたのでしょうか。

ロックは、人間悟性論において、「すべての知識（観念）は、感覚とその内省によってもたらされる」と述べ、生まれた時、人の知識はすべて白紙であるとしました。そして、人は、いろいろな経験をとおして原因と結果を知るようになるとし、デカルトの合理主義に対して経験の重要性を述べ、生まれたばかりの赤ちゃんを「タブラ・ラサ（何も書かれていない白い板）」であると主張しました。生得論の否定であります。こころは生後の経験とそれとの連合によって育つとしたのです。そして、彼は、精神の働きを人格における信念と行為として考えました。よい経験によってよいこころが育つとしたのです。

一方、カントは、ガリレイやニュートンの輝かしい近代科学に影響されて、精神が物事を総合的に認識し、判断することは可能であるかを自らに問い、人の精神の働きに「知ること、感じること、望むこと」、すなわち「知・情・意」という三つの精神活動のあることを述べました。そして、真の認識は、感覚と悟性（思考力）の共同作業によってのみ可能になるとしました。経験と思考の重要性です。カントが合理主義と経験主義の統合を成し遂げた人といわれる所以です。しかし、彼は、人のこころを動かすものには認知的な知識のほかに神や霊魂のような認知できないものもあるとしました。なお、カントは、道徳論についても論を展開しています。その骨格は、民主主義における自由、平等、博愛にあるとしています。近代西洋社会の基礎理念です。

いずれにせよ、この三人の哲学者は、自然科学の発展に影響を受け、自らの理論を神の絶対的支配の社会にありながら知性や意識、そして経験の重要性を述べ、心身の発達は、「感覚、経験、思考、知識の四つの統合」によって進むという論理で世界をリードしました。このころの発達の基本を述べたといえそうです。

なお、この時代、子どもの教育論について重要な小説が、啓蒙思想家ジャン・ジャック・ルソー（一七一二〜七八）(図1-4)によって『エミール ― 教育について ―』というタイトルで出版されています。ルソーは、孤児であったエミールが理想的な教師のもとで成長する過程を小説にして自らの教育論を述べています。彼は、子どもが自由な考え方をもてるように育てるためには、きびしいしつけよりも豊かな感情表現をさせることが大切であると述べました。また、教師は、子どもが生まれながらに持っている素質を発見してそれを伸長させ、知性と感情をバランスよく発達させることが重要だと述べています。

当時、子どもはきびしく躾けるのがあたり前の時代に、この教育論は斬新的で画期的であり、時代の先をこえた考え方でした。なお、この本は、キリスト教への批判が内容に書かれていたため、長く発刊禁止になっています。ルソーの「自然に帰れ」はあまりに有名です。なお、カントもこのエミールの本にはたいへん魅了されていたといわれています。エミールの本は今野一雄氏により翻訳され、岩波文庫から出版されています。これをマンガにした本も出版されています。ぜひ読んでいただくことをお勧めします。ただ、このエミールの時代と比較し

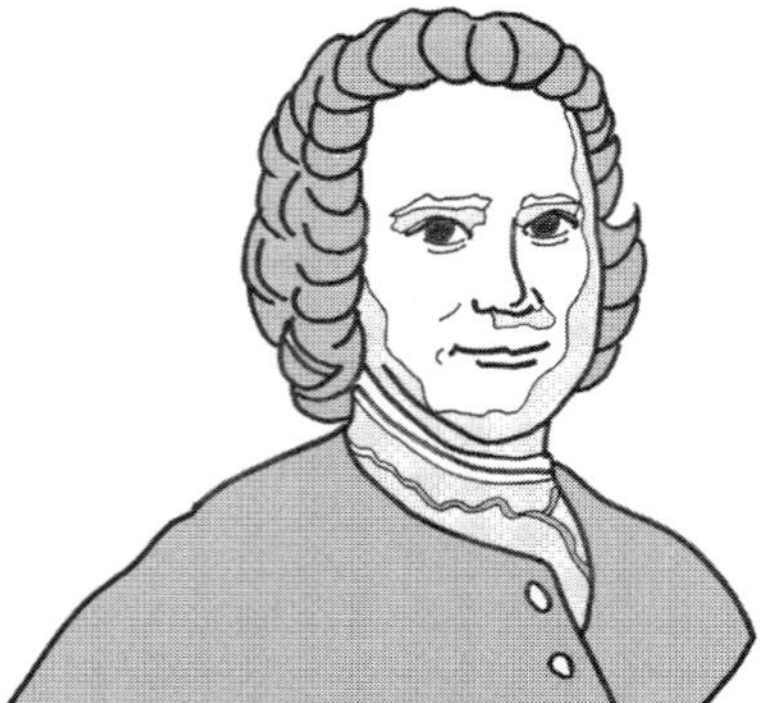

図 1-4　多彩な啓蒙思想家　ジャン＝ジャック・ルソー
ルソーは、小説家であり、思想家であり、オペラ作家であり、哲学者でした。「自然に帰れ」は文明社会を批判したことばです。

て、平和が長く続いているわが国の現状を同じにして考えるには少し無理があります。エミール時代の社会は、すべてが許されない時代でした。今の日本はすべてが許されている時代です。子育ての環境をまったく同じにして考えるわけにはいかないのです。

しかし、近代哲学は、経験からの理解と思考と意志という三つの大きな因子で乳幼児のこころが無から育っていくことにはじめて気づいた時代ともいえるでしょう。と同時に、この時代の哲学者たちは、こころの成長の背後に環境と遺伝（生得性）があることにも気づいています。このことは、こころの育ちに遺伝（生まれつき）の影響をどう考えるかという論争を引きおこすことにもなりました。こころの育ちには遺伝因子が大きいのか、環境因子が大きいのかという今に通じる論争のスタートです。

第一章のまとめ

こころの研究は二五〇〇年に及んでいます。こころの研究で明らかになったことは、こころは目に見えるものではないが、脳によって機能していること、こころは多くの動物に感じることができるが、人（ホモサピエンス）だけがことばというスキルをつかって、こころの存在を確かなものとして示してきたということではないでしょうか。そして、こころが目に見えない存在だけに、身体とは区別されてきたこと、しかし、科学の進歩は、この区別に疑問を投げかけ、こころの考えに環境と遺伝（生得性）のもつ重要性を明らかにしてきたのではないかと考えます。そして、こころを動かす脳の機能は、遺伝子のもつ計り知れない能力のもとで、環境との相互作用によりこころという機能を育てているということになりましょう。

なお、こころの研究では心理学と今日の生物科学が理解しているこころの科学を除くことはできません。このことについては、つぎの第二章において心理学から、第三章において脳科学と分子生物学から、こころをそれぞれがどう捉えてきているのかに触れてみたいと思います。

☆エッセイ① ロゴス☆

ギリシャの哲学者アリストテレスは、人は生まれつきと習慣とロゴスによって善くて有能な者になると言ったそうである。ロゴスとは「理性的な言葉」とオックスフォード心理学は解釈する。話し言葉ではなく書く言葉なのであろう。心を育てる上で書く言葉の重要性を教えているような気がする。

Kさんは高校一年生、生まれつき心臓に大きな奇形があった。大手術により命は取り留め、薬を飲みながらなんとか学校生活を送っている。

今、彼女の夢は病院学級の先生になることである。先生になって入院している子どもたちの心の相談や教育に当たりたいと願っている。長い闘病生活での心の苦しみがこんな夢を膨らましたのであろう。

しかし、この夢を聞いた進学担当の先生からは「教育学部に進むのは身体に問題があるので無理だ」と言われた。確かに彼女は、体操は無理で、長い入院生活で成績もそれほどではない。

落ち込んだ娘のことを心配したお母さんが、切羽詰って相談に見えた。落ち着いた、澄んだ目で将来への夢を静かに話してくれた。

私は、彼女の心を綴った文章を読ませてもらった。体験からにじみでた文章は素晴らしかった。長い入院生活での苦しさがこんな文章を書かせ、こんな心を育てたのかと感激した。

内部障害者と呼ばれる若者の受ける苦しみは独特である。外見は普通に見えるため、電車などで座っていると、お年寄りになぜ席を譲らないかと非難の目で見られ、一方で大学入試などではその人の持つ素晴らしさを評価してくれない。

私は「心配しないでいい。受験する二年後までにはちゃんと具体的にいい大学を探してあげるから、今はしっかり学校の勉強をしておきなさい」と話した。帰っていくときに見せた満面の明るい笑顔を今も鮮明に思い出せる。

障害のある子どもたちに大学の履修科目は意外に高いハードルである。今、教員の質についてもいろいろと議論があがっている。

身体に問題を抱えながらも、心豊かに育ち、人生に目標をもって努力している若者たち。彼らの夢を無駄にしない社会であってほしい。

（厚生福祉　二〇〇七年三月二日版）

第二章　二〇世紀の心理学はこころをどう考えたのでしょうか

十八世紀からの一〇〇年、すなわち、近代哲学の前半は、ガリレイの地動説やニュートンの万有引力などいろいろな科学の進歩に影響されてきました。そして、二〇世紀からの哲学も、この時代に明らかにされた多くの科学的事実に影響されることになりました。チャールス・ダーウィン（一八〇九～一八八二）の種の起源に代表される生物の進化論、二十世紀の遺伝学を支配したグレゴール＝ヨハン・メンデル（一八二二～一八八四）の遺伝理論です。そして、ポール・ブローカー（一八二四～一八八〇）によって発見された脳には言語のように特殊機能が局在している事実の発見です。

哲学はそれまでの限られた心身についての知識だけで愛と智の研究をカバーすることができなくなったのです。具体的には、哲学からいろいろな科学が独立することになりました。心理学、倫理学、論理学、政治学などの分離・独立です。今から一五〇年ほど昔のことです。心理学についていえば、心身問題についての新しい学問のスタートとなりました。

そのため、ここでは新しく章を変え、二〇世紀の心理学はこころをどう見てきたかを振り返ってみたいと思います。二〇世紀の心理学は、こころをどう考え、その育ちをどう説明していくのかという期待です。なお、初期の心理学を発展させた多くの学者は、同時に哲学の研究者でもありました。

一　心理学は一九世紀後半に哲学から独立していきました

今、こころを研究する学問は何かと問えば、誰でもそれは心理学と答える時代になりました。心理学とは、目に見える行動とそこから推測されるこころの動きを科学的に研究する学問と定義されます。こころが刺激「S：stimulus」を受け、そこから生じる行動「R：reaction」の両者を統計的に比較分析することで、その間に存在するこころを理解しようとする考えです。心理学は、英語でいえば psychology です。サイキ psyche（魂）とロゴス logos（学問）という二つの単語からできています。魂がこころということばに変わった過程はよくわからないのですが、こころの方が、魂よりあたらしい単語であったことは事実のようです。なお、ギリシャ文字ではサイキは ψυχηο と書かれます。最初の ψ の文字は心理学のシンボルマークとして有名です。愛の神であるキューピッドがもつ弓矢の形です。

学問としての心理学のスタートは、一九世紀後半からはじまりました。哲学の歴史でいえば近代哲学の終わりからの時代です。心理学をスタートさせた研究者は、ドイツのヴィルヘルム・ヴント（一八三二〜一九二〇）とされています。ヴントは、実験心理学ということばを使い、目に見える行動とそこから推測されるこころの動きを個々の要素として科学的に観察する内観という実験心理学を体系づけました。しかし、哲学の歴史でも触れましたように心理学はもっと以前からはじまっています。今日の心理学でよくつかわれる記憶や動機、情緒などのことばはギリシャ哲学のアリストテレスによってすでに概念化されていました。

一方、一九世紀の心理学を学問として充実させたのは、前の章で解説しましたようにデカルト、ロック、カントたちでした。デカルトの合理主義にたった観念（こころ）と物質（身体）の二元論、ロックのタブラ・ラサ（何も書かれていない白い板）は経験によって育つという考え、そして、カントの直観と知性、形式と内容の四つの側面から精神活動を理解する考えなどでした。

そして、こころを研究する心理学は、一九世紀後半からこころと行動との関係で大きなスタートを切りはじめました。そのきっかけは、はじめに述べましたダーウィンやメンデルたちの生物学からの影響です（図2-1）。

ダーウィンは、種の起源（一八五九）によって四つの理論を打ち出しました。第一の理論は、身体や行動は長い時間をかけて少しずつ変化する。第二は、その変化は斬新的で何世代にもわたって変化する。そして、第三は、この変

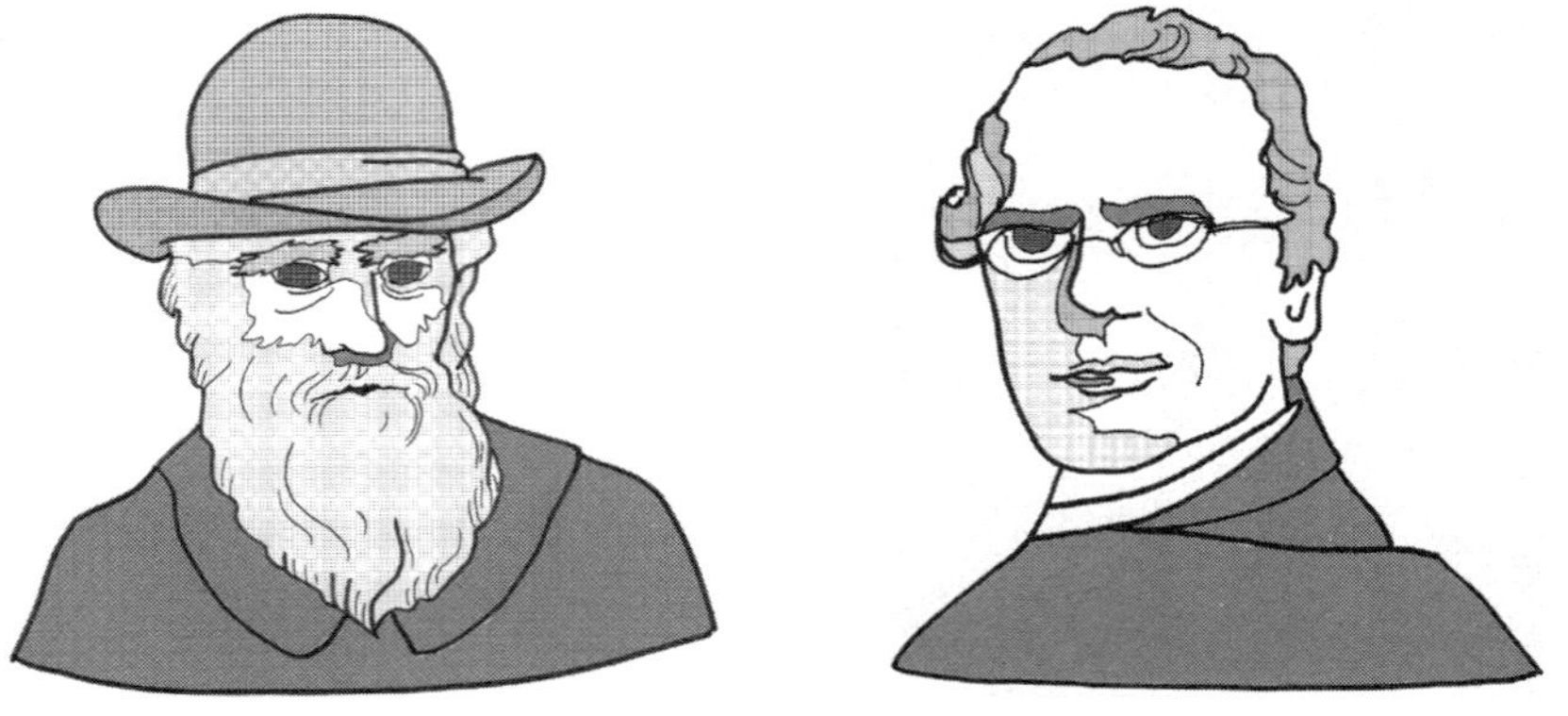

チャールス・ダーウィン
グレゴール＝ヨハン・メンデル

図2-1　20世紀の心理学に影響した二人の生物学者
ダーウィンは、人の手、鳥の翼、ネコの足の骨が共通しているとして進化のメカニズムを説き、メンデルは、修道院の庭にエンドウ豆を植え、シワの有無から遺伝の法則を明らかにしました。

化は共通の祖先をもっているという理論です。なお、補足として第四の理論を述べ、不利な遺伝的変化は生き残ることが困難になるという理論です。自然淘汰の理論です。彼は、この理論を太平洋の島々に生き残っている動物の変化から結論づけました。適者生存の理論です。

この進化論は、生物学だけの理論にとどまらず、心理学や哲学にもおおきな影響を与えました。プラトンやデカルトが人間の行動を精神（生得的なもの）と肉体（経験的なもの）に分けて考えてきた心身二元論への疑問です。行動を精神と肉体、あるいは、生理的なものと心理的なものという単純な考えで理解するのは、的はずれではないかということになったのです。

また、ダーウィンの環境によって進化するという変化論は、精神やこころの底辺にある個人間の差の考え方にも影響を与えることになりました。こころの性質や行動の特性などでみえる個人差は、どこからきているのかという疑問です。環境が与える影響です。この問題はダーウィンの動物の進化のみならず、人間のこころについても同じです。こころは遺伝因子でどこまで決まるのか、環境因子との関係はどうなっているのかという議論となって今日に続いています。「氏か育ちか」という議論です。

ダーウィンによって決定的な影響をうけたこころと行動、そして遺伝と環境の問題は、二〇世紀に入りさらに大きな影響を修道士メンデルの遺伝理論によって受けることになりました。メンデルの遺伝理論は、一八六五年に発表されましたが三五年の間、無視され続け、二〇世紀のスタートとともに世に認められ、以後一〇〇年の間二〇世紀の遺伝学を支配しました。この理論は、すべての生物科学に影響を与えました。当然のことながら心理学にも大きな影響を与えました。同じ環境で育つ兄弟や姉妹の性格、知能指数、認知機能などにはっきりと違いが生じてくるのはなぜかという疑問です。そして、これはメンデルの遺伝理論によって、その解釈におおきな進歩をみることになりました。すなわち、ダーウィンの進化論がこころの理解を「生理学—心理学」と「遺伝—環境」との関係へと発展させ、さらにそれはメンデルの遺伝形質論によってひとつの行動（形質）が父と母からくる相同遺伝子の優劣に影響されるとする時代になったのです。一つの形質には両親からの二つの遺伝子があり、この二つの相同遺伝子は独立性を保っており、表現には優劣の特性があり、優性の遺伝子が表に現れ、劣性の方は隠されてしまうという理論です（図2-2）。この子は母親に似て大胆だが、ものごとに執着できないのは父親ゆずりだと批判されることなどです。父親からの遺伝子、母親からの遺伝子がもつ優劣の影響です。

二　二〇世紀の心理学が考えたこころとは

ダーウィンとメンデルの生物学は、二〇世紀の心理学にさまざまな学派をつくりだすことになりました。今日、心理学は、この第二節で述べる三つの心理学と第三節で述べる発達心理学の流れとなって大きく進んでいると考えられています。

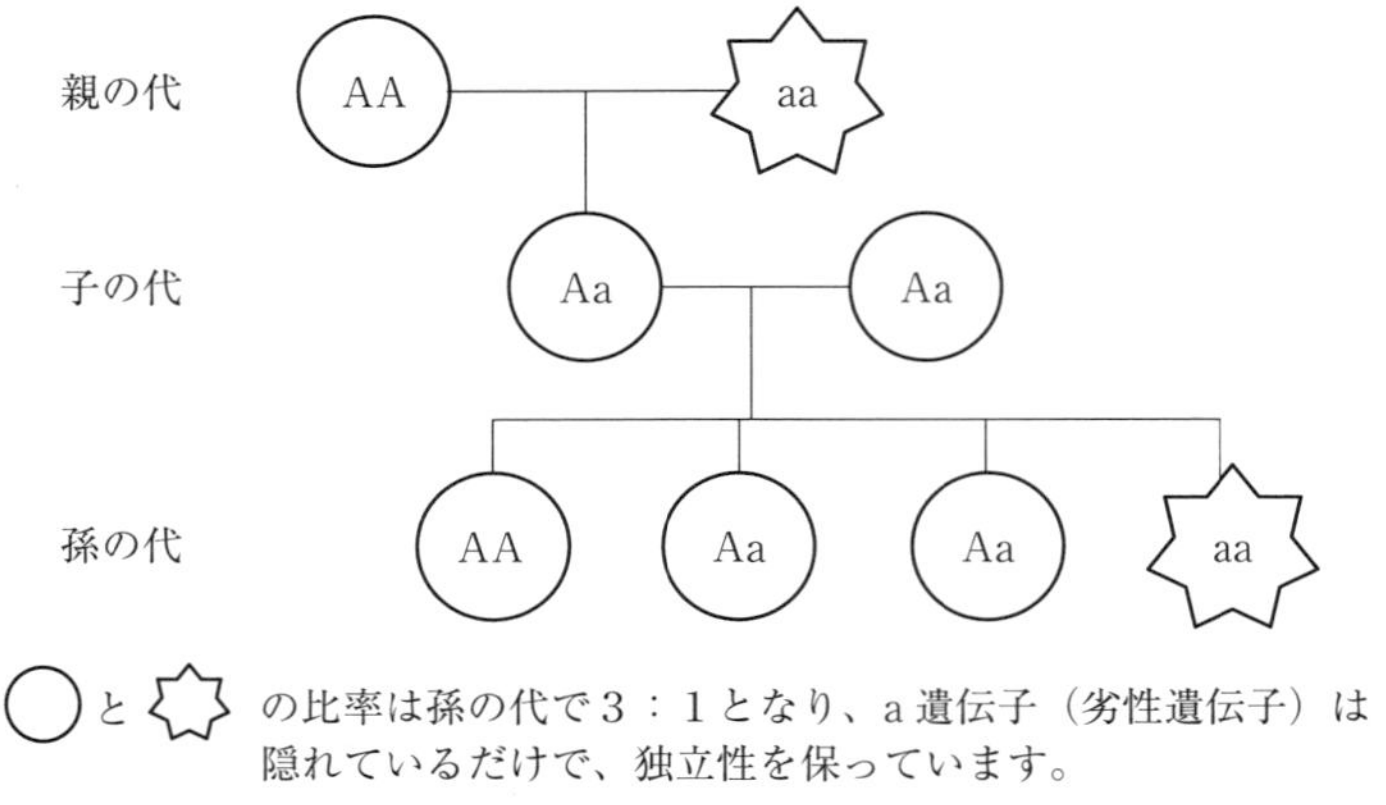

図 2-2　メンデルの遺伝理論

形質には、強いものと弱いものがあり、次世代で弱い形質は消えても、孫の世代でまた表面に出てくる。形質の背景にあるものは独立していると述べました。

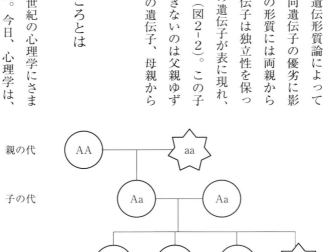

（一）条件づけからみたこころ ― 行動主義の世界 ―

行動主義のルーツは、ロックの原因と結果の論理、すなわち連合主義にあるといわれています。勉強すれば成績があがるという学習の理論です。

パブロフ（図2-3）は、イヌに食事を与える時、ベルの音をかならず聞かせておくと、後では食事を与えなくてもベルの音だけでイヌは唾液を流すことを示し、これを「条件づけ conditioning」としました。しかし、ベルの音を聞かせることだけを繰り返していると、イヌは唾液を出さなくなる「消去」という現象のおきること、そして、ふたたび食事とベルの音を一緒にした後、ベルだけにするとふたたび唾液をだす「回復」の現象などのあることを示しました。さらに、このような条件づけは、形や色など他の刺激によっても生じることを示しました。

その後、このような刺激と反射の条件付けは、患者さんの恐怖などを取り除く行動療法や脱感作療法などへと発展しています。ストレスによる不安と治療の関係です。また、この現象は、後に述べる記憶の研究にもつながっていきました。

一方、パブロフより少し早くアメリカの教育心理学者エドワード・ソーンダイク（一八七四〜一九四九）も同じ連合主義の立場から、ネコが箱から逃げ出す試行錯誤の実験を行い、二つの学習の法則を生みだしました。一つは、「習うより慣れろ」という機械的学習理論、あと一つは、褒美により学習効果があがるという理論です。

行動主義では、その後にもバラス・フレデリック・スキナー

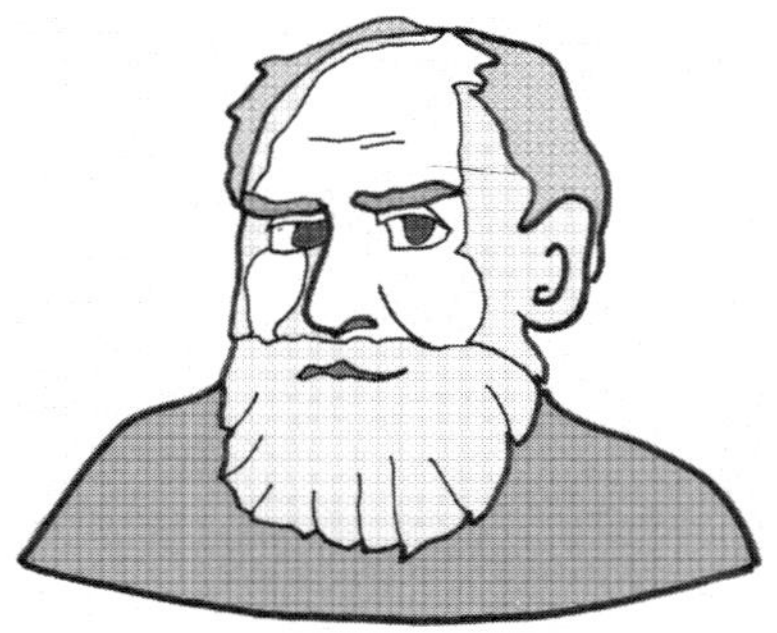

図2-3　条件づけのイワン・パブロフ
パブロフのイヌの（古典的）条件付けは、アルコールや麻薬への依存、摂食障害などの病態・治療の研究に発展しています。

（一九〇四〜九〇）のオペラント条件づけ（自発的条件づけ）の理論があります。彼は、檻の中の空腹のネズミに自由な行動をさせておき、しばらくしてエサやり装置をつけ、偶然にエサを獲得させると、ネズミのエサ取り行動は、パブロフの場合よりはるかにつよく条件づけされるという「部分強化の理論」を発表しました。彼の理論は、子どもに罰を与えるのは、悪い行動をおこした直後に与えるのが有効であり、遅れて罰を与えても効果は少ないという子育て論につながり、また、褒美も与えることより取りけす方が、より有効であるとする考えにも発展しています。正の強化か、負の強化かの選択であります。しかし、彼は、この方法がいつも有効だとは限らず、どの強化が有効かは人によって、場合によって異なるともいっています。この強化は、いま教育現場で問題になっている多動児や落ち着かない子どもの指導にふかく関係しています。

また、スキナーは、子どもの行動指導で三段階訓練法も提案しています。第一段階は目標を明示する、第二段階は開始を明示する、第三段階は望ましい結果の場合、褒美を与え（正の強化）、望ましくない場合では無視する（負の強化）となります。なお、彼は、子どものこの訓練では、その前に両親の考え方を変容させねばならないと述べています。両親には何が望ましい行動で、何が望ましくない行動かを前もってはっきりと理解してもらうことが重要であるとしているのです。まさにその通りでありましょう。

(二) 精神分析からみたこころ ― 力動精神医学の世界 ―

思春期のこころの研究におおきな影響を与えたのはフロイトでした（図2-4）。こころの中には、無意識から能動的なこころの動きが発展することを述べたのです。フロイトの精神分析論です。彼は、ヒステリーの研究中に無意識の重要性にめざめ、神経症の精神分析を終生のテーマとしました。性愛の欲求をうごかすこころのエ

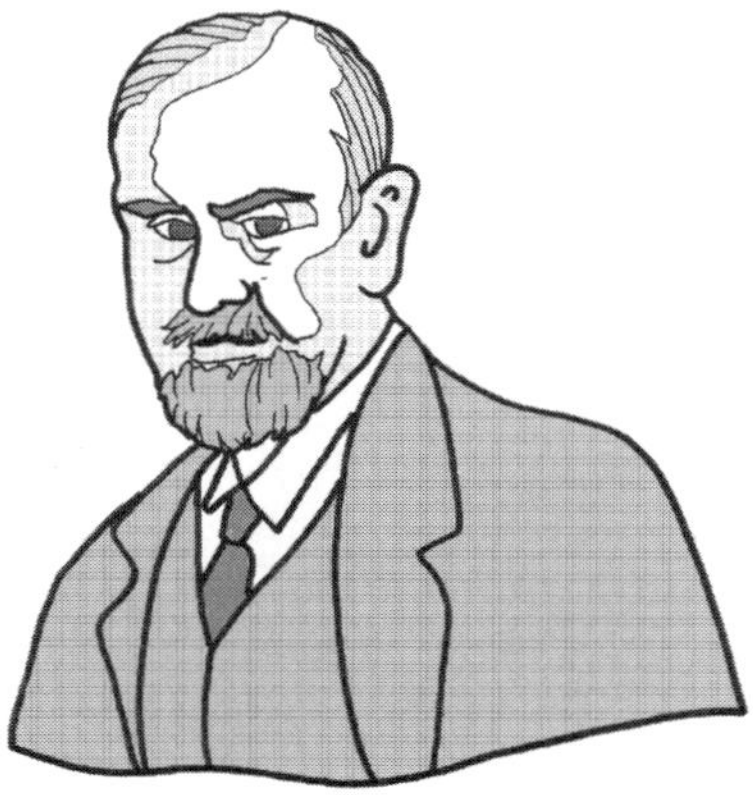

図 2-4　精神分析のジークムント・フロイト
彼の神経症にはじまる無意識の考え方は、多くの信奉者をつくりました。しかし、一方では性意識にあまりに偏ることから反発も招いています。

ネルギーを「リビドー」、男の子がいだく父親への複雑な心情を「エディプス・コンプレックス」などのことばも作りました。そして、意識は、三つの部分からなるとして、「無意識、前意識、意識」の存在をしめし、さらに人間のこころには、この三つの層があり、それは「エス、超自我、自我（エゴ ego）」であるとし、これらは無意識、前意識、意識のそれぞれに一致するとしました。なお、エス Es はドイツ語で、イド ido は英語となります。エス（イド）は、精神分析の概念で、欲動と訳されています。

　こころの三層構造については、人のこころの中には良心、道徳、理想などがあり、これは超自我に一致するが、これは無意識のものである。一方、人には本能的な欲求（欲動）もあり、これはエス（イド）とよばれ、これも無意識のものである。この両者の間にあって悩むものが意識できる自我（エゴ）であり、人は社会の中で、この三層構造のバランスをとりもって自我（わたくし）を維持しているとしています（図2-5）。フロイトはさらに、この葛藤が昂じるとヒステリーなどの神経症に発展するとしました。この考えは、力動精神医学としてアメリカを中心に発展しています。

　なお、フロイトに影響されたオーストリアの精神科医アルフレッド・アドラー（一八七〇～一九三七）は、のちにフロイトから別れ、個人心理学 Individual psychology とよばれる精神分析学を確立しました。彼は、病気が治ったことが正常になったことではないとし、正常とは何か、健康とは何か、幸福とは何かを考えました。この考えはストレスによる不安の克服論に発展しています。そして、フロイトの考える神経症ではなく、彼は劣等感に注目し、それを克服することによってこころの健康はとりもどせるとする目的論へと考えを発展させたのです。人生の意味は自分で決める、他人を気にしない、失敗を恐れない、しかし、結果にも責任をとる、できることは自分の力で解決する、できないときに助力を求める、などのことばを残しています。そして、教育についても教師と生徒は対等の関係でなければならないとしています。縦の関係ではなく、横の関係です。

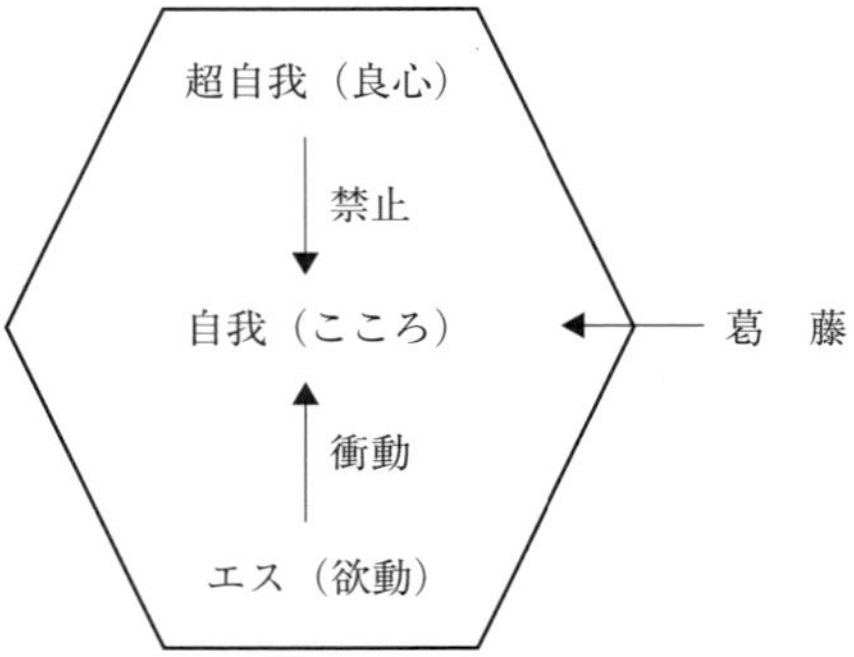

図 2-5　フロイトのこころの３層構造
自我（エゴ）は、いまの自分の気持ちです。自我は、良心（超自我）とエス（欲動・イド）との間にあって、葛藤をおこしています。

彼らのこころの不安、葛藤、劣等感などについての考えは、わが国の心療内科や精神科領域の診療上で重要な理論となっています。なお、同じ時期に日本では森田正馬（一八七四〜一九三八）によって類似した考えに立つ森田療法が行われていました。

フロイトに影響された発達心理学者は多く、分析心理学のカール・グスタグ・ユング（一八七五〜一九六一）、メラニー・クライン（一八八二〜一九六〇）、エリック・Ｈ・エリクソン（一九〇二〜一九九四）などの著名な学者が生まれました。

(三) 人間性からみたこころ ― 自己実現の世界 ―

人間性心理学は、英語ではヒューマニスティック心理学 Humanistic psychology とよばれ、一九二五年頃よりアメリカを中心に発展していきました。フロイトによる精神分析が、人の憎しみや恐れなど否定的な局面でみることの多いことに対して、幸福や親切、気づかいや寛容などこころの健全さに注目する心理学として発展しました。孔子が死を前にして述べた「恕《ゆるす》」の思想です。

この考えは、カール・ロジャーズ（一九〇二～一九八七）やアブラハム・マズロー（一九〇八～一九七〇）らによって広められました。患者自らが自らの努力によって才能と能力を伸ばし、最終的には自己実現をめざすという理論です。そこでは潜在能力を自己実現へと育てることが重要な手法となります。努力の結果が達成されたとき、それは至高の体験となり、さらに一段階上をめざす動機づけとなります。より高い欲求へのヒエラルヒー（階層）的努力です（図2-6）。マズローはこれを第三の心理学と位置づけました。ストレスや不安からの脱却です。この考えは、学習への動機づけや、病気に悩む患者への心理カウンセリングなどに応用されています。

一方、ロジャーズは、クライエント中心療法として、相談にみえた人のこころを精神分析するのではなく、受容的で、無条件の肯定的対応をすることを勧めました。人間中心セラピーともいわれます。ストレスに打ちひしがれた人

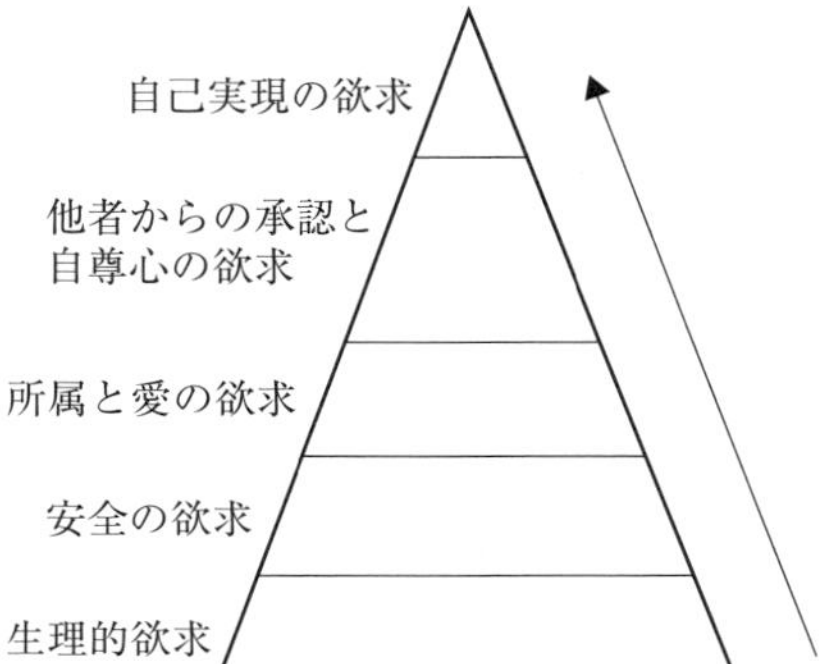

図2-6　アブラハム・マズローの自己実現へのヒエラルヒー的要求

マズローは、人生の欲求には、最初の生理的欲求から、安全や愛、他者からの承認、などを経て、自己実現へと順に高くなっていくとしています。

への自己実現的心理療法です。この考えは、ストレスに耐えきれず自信喪失した人への心理療法だけでなく、子育てにおいても母親の無条件の愛、肯定的な愛によって子どものパーソナリティは健全に育つとするロジャーズの理論となります。ロジャーズの時代と異なる今のわが国の社会環境にこの理論がいつも正しく当てはまるか否かは、個々の状況によって考えねばなりません。

なお、彼らは教育についてもおおきな関心をよせており、教育の究極の目標は生徒がその可能性を自己実現するように援助することであるとし、それを「内発的動機づけ intrinsic motivation」と述べています。

三　発達心理学が考えたこころの育ちとは

前の第二節で述べた三つの心理学は、こころのストレスや不安に焦点をあてた心理学でした。ここで述べる発達心理学は、人や動物のこころが生まれたときからこころはどのように育っていくかを研究する心理学です。最近では、発達 development ということばは乳幼児期、小児期、思春期だけでなく胎児期、成人期、老人期のすべての人生を発達という視点でみるとしています。生涯発達論です。

子どもの発達に注意を向けたのは、ギリシャ時代のアリストテレス、そして一七世紀の終わりに人間悟性論を書いたロックではないかと考えます。アリストテレスは、赤ちゃんのこころは白紙の状態にあると述べ、教育と習慣によってこころは育つと述べました。また、ロックは、生まれた赤ちゃんを「タブラ・ラサ」（何も書かれていない板）とよび、能力はその後の経験によって獲得されると述べています。この流れは一八世紀のルソーによる孤児エミールの発達、一九世紀初頭に自分の子どもの発達について述べたダーウィンの個人の発達論（個体発生）、同じく、わが子の発達を中心に研究したピアジェの認知発達論などへと続いていきました。

一方、子どもの発達では、知能やパーソナリティでの個人差が大きなテーマとなって発展しました。ドイツの心理学者ウィリアム・L・シュテルン（一八七一～一九三八）によって提案された知能指数ＩＱの考え方もその一つです。個人差の心理学です。個人差とは人が他人との間にみられる違いを指しています。正常と異常の個人差を健康や能力、病気などに視点をおいて研究する学問です。

ここでは、以下の四点について述べていきます。

① 乳幼児の発達評価で利用されているアーノルド・ゲゼル（一八八〇～一九六一）の発達検査と学童期で利用されるアルフレッド・ビネー（一八五七～一九一一）の知能検査
② 認知発達心理学者として有名なジャン・ピアジェ（一八九六～一九八〇）とレフ・セミョノヴィッチ・ヴィゴツキー（一八九六～一九三四）の認知発達論
③ 情動の発達について述べたエドワード・ボウルビー（一九〇七～一九九〇）らの発達論
④ 道徳の発達について述べたローレンス・コールバーグ（一九二七～一九八七）の考え

（一）ゲゼルの発達尺度とビネーの知能検査 ― 発達の要素理論 ―

子どもの話題になると、誰でもA子は優秀だ、B君は学校の勉強におくれている、C君は性格がきついなどと話しています。個人の知能やパーソナリティを学校での成績や行動という要素で比較しています。要素理論です。

乳幼児の発達を具体的に意識したのは、ゲゼル・Aでした。ゲゼルは、子どもの発達を粗大運動、微細運動、対人―社会性行動（適応行動）、言語行動の四つの分野に分け、それぞれの発達を年齢の時間軸で比較し、正常な環境下での二十七項目の発達を標準化しました。基本は、運動と社会性と言語の発達です。ゲゼルの発達尺度とよばれています。

ゲゼルの発達に関する考えは、「育ち」より「氏」というロックの遺伝的成熟因子を大きく取り込んでいます。乳幼児の発達は月齢に応じてきちんと獲得されていくという考えです。しかし、発達のスピードと内容は育つ環境によって変わっていきます。ゲゼルの発達尺度を参考にして作られた遠城寺式分析発達検査表も数年おきに改定されています。育ちにおける環境因子の関与によってスピード、内容とも変わっていくのです。

乳幼児の発達は、驚くほどのスピードで進みます。これらの行動メカニズムについての研究は二〇世紀になって大きく進歩しました。

運動の発達については、赤ちゃんが頸の座り・寝返りからお座り・つかまり立ち、さらに歩行へと発達していく過程です。それに一致して赤ちゃんの神経機構は、脊髄・脳幹から間脳・小脳へ、さらに基底核、大脳へと順に機能を開花させていきます。この変化を生物の進化という立場からみますと、原始的な生物ほど脊髄や脳幹を中心に、高等の動物ほど大脳を中心に生きていることになります。なお、この神経系の解剖図については、つぎの第四章の一．健康力の図4-1を参照してください。

ことばや社会行動の発達については、進化的に新しい大脳の領域で、経験と模倣によって発達していきます。環境からの影響です。ことばの発達でいえば、赤ん坊はまず母親のことばにつよく影響をうけます。「さあ、マンマですよ」とお母さんがいいながら、目の前には食べものを見せて、口の中に美味しい食べものが入れられます。マンマということばのおぼろげな理解のスタートです。そして、赤ちゃんは母親に自分の気持ちを伝えるかのように、あたかも話しかけているように音韻をつないで話しかけていきます。この母子のあたかも会話をしているような現象は、マザー・リース（母親語 motherese）として古くから知られていました。日本での喃語 babbling にも一致します。一歳前後の乳幼児は、模倣で記憶したことばが体験からの理解と一致することに気づくと、そのことばを覚えていくことになります。三歳頃の幼児は、一日に五～十個のことばを新しく模倣できるといわれています。驚くべきスピードです。

一方、知能 intelligence の概念はあいまいです。精神 mentality とは異なります。精神には、社会生活上での適応能力が含まれます。学力 scholarship とも異なります。学力は、学校で教える教科書の理解力と記憶力になります。

知能は、広辞苑によれば、新しい問題に対処する知的機能と説明されています。しかし、今日では、知能は知能テストによって評価されるものとなっています。知能テストは、個人差心理学の代表的なテストのひとつです。知的な能力については、十九世紀末のヨーロッパで大きな関心がよせられていました。富国強兵がヨーロッパ社会での大きなテーマだったからです。どう優秀な兵隊を選ぶかです。これに応えたのは、フランスの心理学者アルフレッド・ビネーでした。ビネーは、知的障害児の評価を行う方法として小児科医シモンの協力を得て、知能テストを編みだしました（一九〇五）。スタンフォード・ビネー知能検査法は、二十世紀が生んだ最高の評価技術といわれています。

知能指数 Intelligence Quotient: IQ は、テストの結果から推測される知的年齢を「精神年齢」とし、これをその人の生活年齢（暦年齢ともいいます）で割った数値に、一〇〇を掛けた数値を知能指数として利用しています。IQ＝精神年齢（月）／生活年齢（月）×一〇〇です。

当然、ビネーの知能テストが世界にひろく知られてくると、知能とは何かが問われてきました。ビネーの死後、知能についてはいろいろな考えが提示されました。代表的な考えとして、抽象的な思考を続行する能力（ルイス・M・ターマン）、真実や事実という視点に立って適切に反応する能力（エドワード・ソーンダイク）、目的をもって行動し、合理的に思考し、効果的に処理する個人の総体的能力（ダビッド・ウェクスラー）などの意見です。

知能テストの評価についても、いろいろな意見がみられます。アメリカのロバート・スタンバーグは、知能の底辺には分析的、創造的、実用的知能があるが、知能テストでわかるのは分析的知能のみであるとしています。レイモンド・キャッテルも、知能には、言語に対応する結晶性知能と新規な関連性を即時に推論する非言語的知能、すなわち流動性知能とよばれるものがあるとし、両者の能力は、年齢によって別々の傾向をとり、高齢者ほど流動性知能に比べ、結晶性知能が落ちないことを示しました。新規なことを憶える記憶力は衰えても、言葉による判断力は残るという考えです。

子どもの知能テストについては、ダビッド・ウェクスラー（一八九六～一九八一）によるＷＩＳＣテスト（子どものためのウェクスラー知能評価表）が、世界の代表的な子どものテストとされています。テストの結果は、統計的に処理する方向に進み偏差値による評価となっています。偏差値によって一般集団の中で自分の知能を理解することになります。これは、大学入試のセンター試験などでひろく利用されている評価法です。

知能を偏差値で評価すると（図2-7）、知的に正常とされる人は、±２ＳＤ（ＳＤ＝標準偏差）の中にいる人となります。ＩＱ１００が中央値で、人数的にもっとも多くなります。偏差は中央からのズレといえます。データーが標準的で、そのグラフが釣鐘状の正規分布をとるとき、±１ＳＤでは約六八パーセント、±２ＳＤでは約九五パーセントの人が、その中に含まれることとなります。一〇〇人の中で約九五人が標準的で、残りの約五人のうち半数（全体の二・三パーセント）が、優秀な人で、逆の半数（全体の二・三パーセント）が、知的障害の人となります。ただ、現実には生後の脳障害による後天的知的障害の人が、二・三パーセントに加わりますので、知的障害の人の数値は、計算値より多くなります。

同じ手法で評価を行う大学入試のセンター試験では、各科目で、また各年次で、その実測値が正規分布をとっていない場合が多いのも事実です。日本の大学がこれに依存しすぎるのは、若者の将来を見失っているような気がしてなりません。

このような因子分析的考えは、知能を収束的な考えに視点を置くことになりました。この考えは、アルゴリズム algorhythm（収束）ともよばれています。当然、この考えは、つぎに述べる認知心理学のヒューリスティック heuristic（拡散）な考えとは相容れない考えになります。多くの科学的な大発見は、ヒューリスティックな考えからなされているのです。

このことは、人生がどこで花を開くのかが一律には決められないことにも一致します。人生のゴールを若い時に決めてしまうのは、無理であ

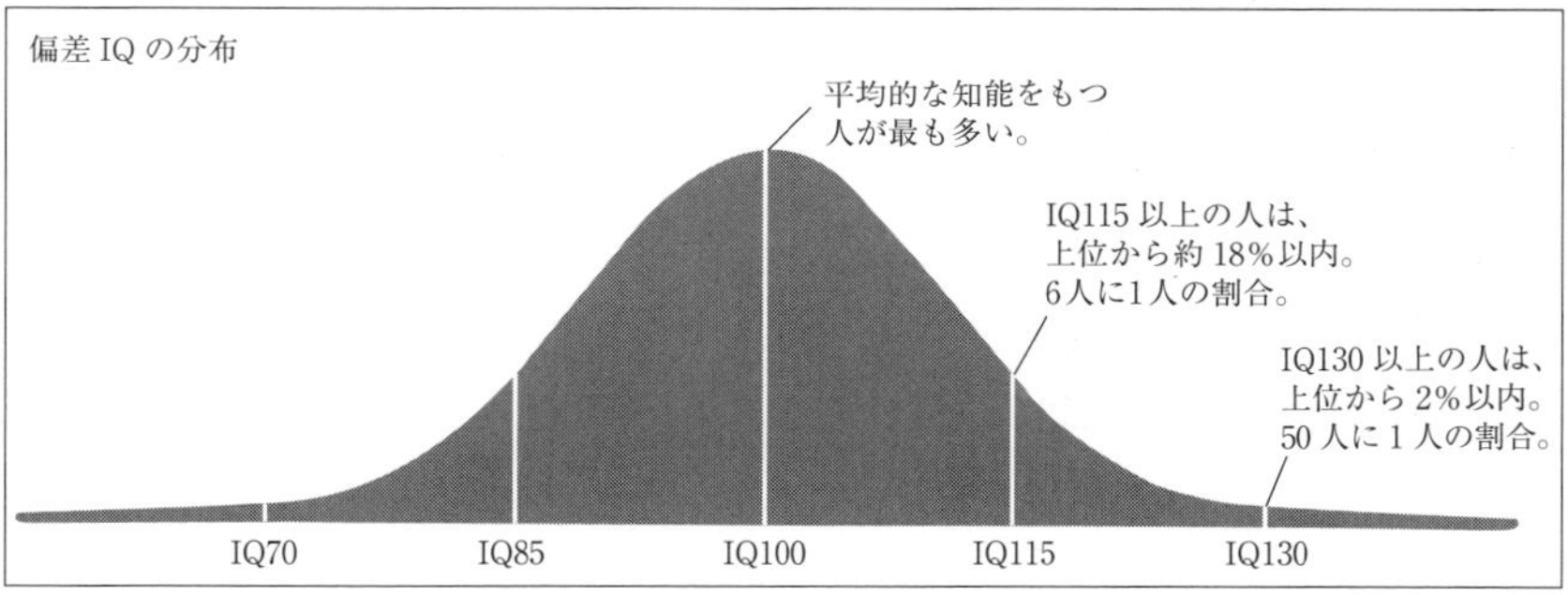

図 2-7　偏差値 IQ の分布と考え方
偏差 IQ は、平均的な知能をもつ人がもっとも多く、高い知能、低い知能になるほど人は少なくなると仮定されます。その分布は正規曲線（双曲線）です。

るという事例はよく聞く話です。また、江戸幕府では、年をとった重臣たちを「年寄り」ということばで処遇していました。このことばは、知恵が集まっている人という意味だそうです。

（二） 認知の発達 ― ピアジェとヴィゴツキーの発達論 ―

認知心理学 cognitive psychology は、ゲシュタルト心理学からはじまりました。全体は、部分の総和より大きいという理論です。要素や因子に視点をおく発達尺度や知能の考えとは、大きく異なっています。ゲシュタルト Gestalt はドイツ語です。形や構造という意味をもち、人のこころを部分や要素の集合で考えるのではなく、全体性に重点をおいて、まとまりのある構造としてとらえる考え方です。全体をみることは、要素の和以上に本質が見えるという考えです。ドイツの心理学者・哲学者であるマックス・ウェルトハイマー（一八八〇～一九四三）が創始者とされています。彼は、MとWを上下に重ねて書くと、それが文字には見えずにある形をもった図形に見えることに気づき、同じような現象がほかにも多いことから、知覚には要素的な面だけではなく、部分の総和としても知覚することができるとしました（図2-8）。ゲシュタルトの法則といわれます。音楽のメロディーも、楽器が異なったり、調律が異なってもメロディーが同じならば同じに聞こえる、すなわち知覚としては同じになる理論です。また、映画フィルムの一コマは、隣の一コマとほとんど差がないように見えるが、続けて映し出すと動く映像となるファイ現象も同じです。なぜ、物理的には存在しない刺激を表し方によって別の意味を持つものと

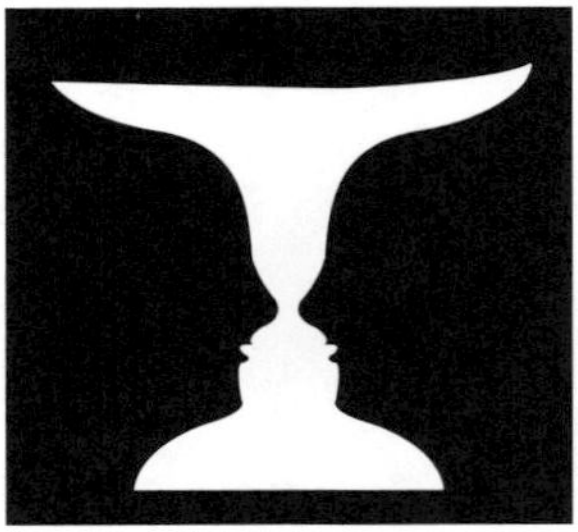

図2-8　ゲシュタルトの原理
この絵をよく見ると、ワイングラスのようだったり、見つめ合う二人の顔だったりします。個々の要素でなく、全体として見ると内容が変わるのです。

して知覚するのかについては、仮説として脳内の神経回路網からでる電磁波が、このような知覚を生み出すのではないかと推測されています。電磁場の臨床利用については、すでに脳磁図（ＭＥＧ）が、てんかん発作の病態検査などに利用されています。

一方、ゲシュタルト心理学と兄弟関係になる心理学には認知心理学があります。知覚、記憶、学習、言語、思考など人の認知機能の仕組みを全体性に重点をおいて明らかにする学問です。広辞苑は、認知を推理や思考に基づいて事象の高次の性質を知る過程としています。先駆者として発達心理学のピアジェが有名です。彼は、空間や時間の認知能には、生まれつき人は一定の構造をもっており、その発達は、それらの同化と調節によって発展していくと考えました。

なお、これらの学問が発展した背景には、コンピューター科学の進歩があります。コンピューター科学は、脳の中の情報処理の動きをＣＴやＭＲＩ、さらに機能的ＭＲＩなどにより、視覚的にみることを可能にさせたのです。認知心理学は、これらの機器を利用することにより学習、言語、行動などで、いろいろな脳内の動きを解析しています。認知心理学は、コンピューター科学と脳神経科学の影響を学際的に受け、一九七〇年頃より認知神経科学 cognitive neuroscience として発展しています。脳の機能面からいえば、知能は、理解を担当する頭頂葉や後頭葉と言語と記憶を担当する側頭葉の機能を中心として動いているのに対し、認知は、これらを含めて前頭葉を中心にして動いています。

ここでは、認知心理学での代表的な発達心理学者であるスイスのピアジェとロシアのヴィゴツキーの考えを説明したいと思います（図２‐９）。

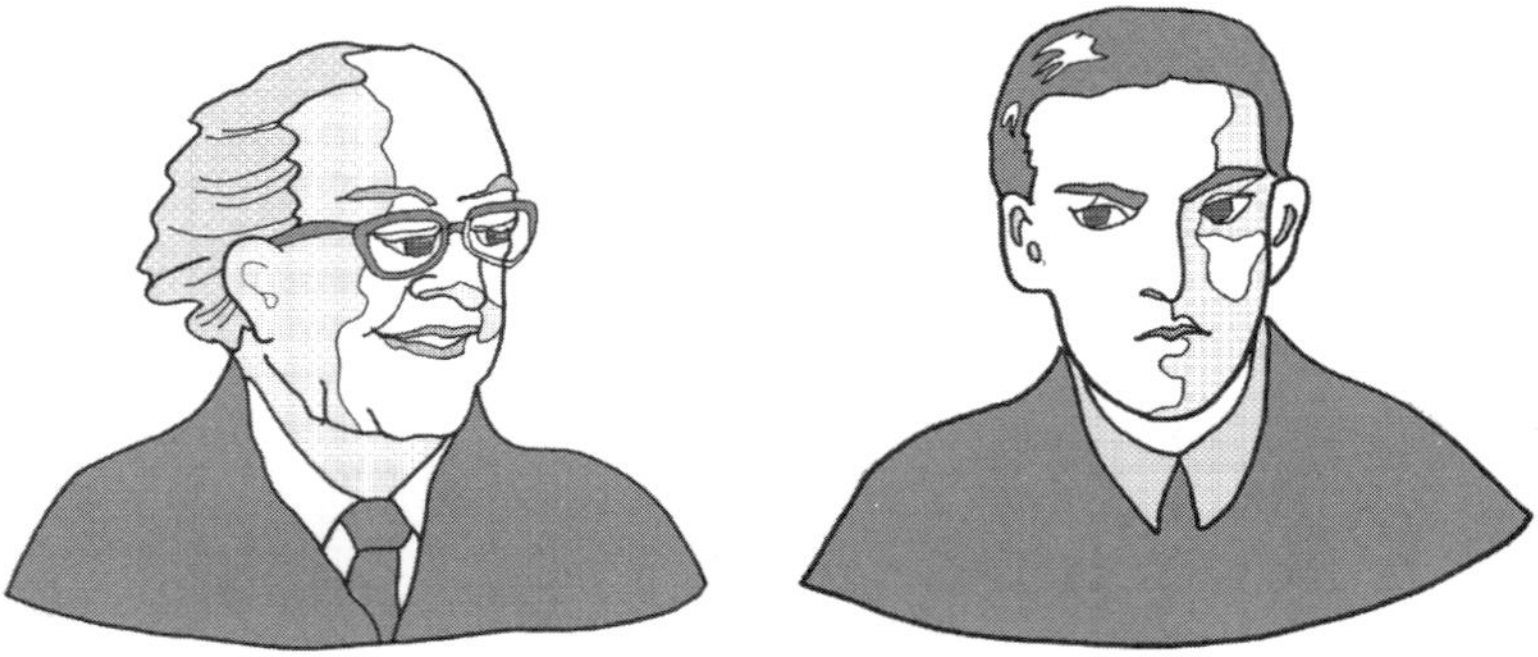

ジャン・ピアジェ　　　　ヴィゴツキー

図2-9　認知発達心理学の二人の巨匠

ジャン・ピアジェは、教えることより環境を提供することが重要であると述べ、レフ・セミノヴィッチ・ヴィゴツキーは、知的に遅れている子どもも通常の子どもの中で教育することの重要性を述べました。

ピアジェは、発達は認知 cognition の獲得とし、そこには四つの年齢的段階があるとしました。誕生から二歳までの感覚運動期、二歳～七歳までの前操作期、七歳～十二歳での具体的操作期、十二歳以降の形式的操作期の四段階です（表2-1）。

感覚運動期は、模倣により感覚したものが、運動や体験により自己学習していく段階です。ことばの獲得にも重なっていきます。年齢的に前半期と後半期に分けられています。八か月までの前半期は、相手が笑ったら笑顔がでる、母親の声を聞き分けるなど生まれつきの生得的機能の上に体験の繰り返しで発達しはじめる段階となります。後に説明する「同化」のスタートです。後半期は、二歳ぐらいまででおもちゃの携帯電話を、声が聞こえ反応する道具として実際は機能しないのですが、機能するとして大人の真似をします。「同化」から「調節」へのスタートです。

前操作期は、二歳から入学までの幼児期の発達です。ここもシンボリック期と直感的試行期の二つに分けられています。遊びの体験が、親子、兄弟・姉妹での家庭内環境から、保育園や幼稚園での環境へと広がっていく時期です。二～三歳は、初期

表 2-1　ピアジェの子どもの認知発達

1. 感覚－運動期（0 ～ 2 歳）
＊前半期（0 ～ 8 か月）
周囲との身体的なやりとりとその繰り返しによって具体的な知識が発達する。
＊後半期（8 か月～ 2 歳）
表徴に基づいた知識の獲得から象徴的な理解へと知識が発達する。
玩具の電話や人形での遊びなど。
2. 前操作期（2 ～ 7 歳）
＊シンボリック期（2 ～ 4 歳）
対象物や活動をこころの中で内化する。非象徴的なことばを理解し、行為の結果を予測する。
＊直感的試行期（4 ～ 7 歳）
出来事をシンボル化して表現できてくる。ままごと遊びやつみ木遊び。
しかし、物事をまだ直感的に判断する。
3. 具体的操作期（7 ～ 12 歳）
＊前半期（7 ～ 9 歳）
自己と他者の存在や可逆的事象を認識し、具体的な対象で論理的に操作できるようになる。
＊後半期（9 ～ 12 歳）
媒介された因果関係を理解し、類似の事象のおきることを理解できる。
4. 形式的操作期（12 歳以降）
仮説的認知や関連性を考え、抽象思考ができ、自分を多面的に、対象を主体的に把握する。

の社会的な体験の時期です。電話ごっこや、音楽にあわせての踊りの時です。ぬいぐるみなど遊びの道具をシンボル的に理解し、遊 びます。遊びの理解はまだ直感的ですが、内容は広がります。

四～五歳になると、後半の直感的試行期になります。幼児は遊びの中で、相手のこころを感じ取るようになります。〇〇ちゃんがこの人形を欲しがっているからあげようなどと、他者のこころを感じ取れるようになります。相手のこころを感じ取る。すなわち、「こころの理論（theory of mind; ToM）」がスタートしはじめたのです。それまでの主観的、一人称的な視点から、客観的、三人称的な視点へと認知の範囲が広がってくるのです。感情の共有が可能になっていくのです。この成長は、自閉症の病態の中でもっとも本質的な問題にも一致します。自閉症は、物事の判断が一人称の視点から成長できないで戸惑っているのです。

五歳の後期になると、ままごと遊びでお父さん役やお母さん役ができ、じゃんけんで勝負はわからないまでも勝った・負けたという非可逆的な現象が理解できてきます。この時期での子どもたち同士の遊びは、どんなに強調してもしすぎることのない重要な時期です。豊富なことばの意味を理解し、コミュニケーション能力の基礎を作ります。

具体的操作期は、学童期の発達です。一年生から六年生までの期間です。ピアジェは、ここも前半と後半に分けています。前半では、子どもは小学校に入学し、文字を知り、数を知り、文章を読み、計算を学びます。子どもは文字や数を知ることにより、順序や分類の操作を可能にすることができます。一、二、三、四という順番や、赤組、青組などのグループ分けがわかるのです。理解力では、社会相互の関係を理解し、自己と他者の存在を理解し、可逆的・非可逆的な事象を理解するようになります。花に水をやらなかったから枯れた、枯らしたら回復しないという非可逆的な理解です。勤勉性や自己抑制も理解できてきます。整理整頓の習慣や、年長者への配慮です。自尊心も芽生えてきます。幼い子どもへの年長者としてのプライドです。と同時に、劣等感にも悩みます。こころの内的操作も可能となります。不愉快なことがおきると、ブツブツいっています。

後半、すなわち九歳を過ぎる頃になると、物事をより客観的に把握・観察できるようになります。因果関係を理解し、これらを文章として表現できるようになります。思考方法も理論的で、自分の足取りを逆戻りできるようになります。あのケンカは誰が一番悪かった、野球で負けたのは七回の三振が痛かったなどです。社会人となる基礎をつくっています。ここでは豊富な経験や体験がとても重要です。手作り、友だち同士のゲーム、チームで行うスポーツなどの重要性です。体験を通して得られた膨大な認知の数々を、こころの中で内言というフィードバック機構で確認し、類似の事象を理解できるようになります。しかし、この時期の子どもたちは、感情的にも行動的にもまだ自己中心的です。思考もまだ具体的な事象を必要とします。ケンカも絶えず、大人の仲介が必要です。

形式的操作期は、十二歳以降です。中・高生の時期です。子どもは思春期に入ります。思考力は、さらに深まり、仮説から抽象的思考が可能になります。「もし…ならば…となるはずだ」の思考です。ピアジェは、この形式的操作段階がもっとも思考力の発達する時としています。より普遍的なルールを理解し、具体的思考から抽象的思考が可能になり、自分を多面的に理解でき、対象を主体的に把握し、反省や印象を表現できるようになります。抽象的思考とは、たとえば、近所で見かけた動物はイヌ、イタチ、イノシシ、ネコだった。この動物を二つに分けて考えようとした場合、人と一緒に暮らす動物と一緒に暮らせない動物に分けるという思考が、抽象的思考です。一緒に暮らすか暮らせないかという特徴の共通性によって、概念を形成する思考です。メタ思考ともいわれます。メタということばはギリシャ哲学に由来することばで、メタ思考は、ある活動や営みについて、その内容ではなく、それ自体について考える思考を指します。

ピアジェは、このような各段階で発達する過程を、環境への適応、すなわち「同化 assimilation と調節 accomodation」という生物学的な考えで説明しました。この考えは、ロックの述べた「何も書かれていない白い板」の上に経験を要素として積み重ねていく考え、すなわち、経験を連合 association していくのではなく、環境を主体的に把握（同化）し、その概念を内発的な動機によってつぎの理解に深め（調節し）、認知機能を高めていくとしています。教育心理学者のジェローム・S・ブルーナーはこれを「発見学習 discovery learning」としました。また、子どもがあたらしい経験を環境との間で適応していくこの過程をピアジェは、「均衡化 equilibrium」とよびました。

ヴィゴツキーは、ピアジェと同じ時期にスターリン時代のロシアで研究を進めました。彼は、パブロフのイヌの実験による「学習は、報酬と罰の条件下で行われる刺激と反応の連合によって成立する」とした条件反射の理論に影響を受けました。ことばの獲得と思考の発達は、その社会の文化、学童期での学習、青年期での仲間との関係により発達し、さらに、社会的、外的相互関係から内的な思考の段階へ進むとしました。また、子どもの記憶能も、幼児期での遊び、学童期での学習、青年期での仲間との関係によって発達し、これらも社会的、外的相互関係から、内的な思考に進むとしました。社会的相互作用のもとで発達するメタ認知論といわれます。子どもが、初めは母親の援助で判断していたものが、しだいに自分一人で判断できるようになるとする発達論です（表2-2）。

ヴィゴツキーの重要な理論は、就学前の幼児のことばは、自己中心的なものからしだいに脱中心的になり発達していく。それは内言とよばれる自分のこころに語る方向で進むからと説明し、この対極として書きことばを位置づけ、話しことばと書きことばは、思考の発達上でともに重要であるとしました。しかし、両者の発達には個人により隔たりがあるとし、そこでつまずいている子どもの発達では、大人の巧みな解決への指導が必要であるとしました。この考えは、教育が学習の場面でこの隔たりをどう取り持ってあげるべきか

表2-2　ヴィゴツキーのことばと社会性の発達

自律的ことば	――――	（乳児期）	――――	情動的交わり
話しことば	――――	（幼児期）	――――	事物の性質の習得
自己中心的ことば	――――	（就学前期）	――――	ごっこ遊び
書きことば	――――	（学童期）	――――	知識の習得
外国語の学習	――――	（思春期）	――――	自分さがし

を問うことになりました。彼は、子どもの思考をその時の活動水準に即して整理をしてやり、現実に即して問題処理をさせていく教育的な働きかけが、重要であると強調したのです。「協同学習論 cooperative learning」ともいわれます。教育する側も、教育される側もともに学習していくとする理論です。

ヴィゴツキーの考え方のすばらしさには、ピアジェが述べなかった発達におくれている子どもへの対応にありましょう。彼は、子どもの発達状態の評価では、「成熟し見えている機能（これを現下の発達水準といいます）だけでなく、見えていないが成熟しつつある機能、（これを発達の最近接領域としています）を考慮せねばならない」と述べました。最近接領域とは、子どもが自力で解決できる領域の直下にあって、適切な援助により解決できる可能性をもつ領域としています。境界領域に悩んでいる子どもについて、その見極めの重要性を述べたのです。

また、彼は、知的障害児における高次の機能不全は、多くの子どもが一次的障害を根底にして二次的に生じさせているとし、二次障害への対策の重要性を強調しました。そして、この子らへの指導は、発達段階で能力的に近いが、少し上の段階にいる集団の中において、はじめて発達の可能性が生まれてくるとも述べました。知的におくれている子どもは、その子より少し高いレベルの子どもたちとの中で生活させて指導する理論です（図2-10）。わが国の特別支援教育のあり方への重要な提言です。また、この考えは、いじめなどストレスに悩む子どもたちへの働きかけとしても重要な指針となりましょう。

図2-10　知的に少し遅れた子どもを含めた協同学習

ピアジェもヴィゴツキーも若いとき、ともに生物学を学んでいたという事実が、直接の接点がない二人の理論にどこかで共通する影響を与えているようにも思えます。

(三) 情動の発達 ― パーソナリティの育ちとは ―

こころは、知的なものや認知的なものだけではありません。怒ったり、悲しんだりする情動面、そわそわしたり、落ちついていたりする性格面などもこころを形成する上で重要な領域です。

情動 emotion は、広辞苑によれば怒り、喜び、悲しみのような比較的急速に引きおこされる一時的な感情と説明されています。感情 affect は、喜怒哀楽など物事に感じて生じる気持ちとしています。情緒 affection は、折に触れておこるさまざまな感情としています。それぞれに英語を書いていますが、感情と情緒は、表現の違いでその概念はほぼ同じです。日本語としては、情緒が雰囲気や気分をより多く含んでいます。情動と感情の差はこころの中に湧きおこってくる時間的、広がり的要素の差のようです。感情には時間的要素が少ないようです。

では、情動や感情の底辺には、何があるのでしょうか。それは体質や気質とよばれるものです。ドイツの精神科医アーンスト・クレッチマー（一八八八～一九六四）は、気質 temperament の底辺に体質 constitution があるとし、両者には、ともに遺伝的因子があるとしました。アレルギー体質ということばから理解されるとおり体質は、身体のすべてに関係します。それに対して気質は、感情的なこころの動きに限定されるようです。

これに対して、性格 character とは何でしょうか。性格は、その個人に特有な感情面であらわれてくる心理的な集合体とされています。気質の上に年齢的、環境的、人間的な影響を受けてくるものです（図2-11）。昔はきつい性格（気質）だったけど、近頃は柔らかくなったとはよくいわれることばです。性格には、幼少期の荒けずりの段階から、思春期の周りに気をつかう段階へと成長していきます。性格にさらにその個人に独自のものが付加されてくると個性とよばれてくることになります。あわてる性格があわてなくなっていくのは、それまで悩んでいた弱点を克服した自信が影響するのでしょう。ユングのいう個性化への成長となりましょう。性格は社会的経験だけでなく、個人の努力によっても成長していきます。

　個性や性格から人格 personality にいたる過程については、ドイツの精神科医クルツ・ゴルトシュタイン（一八七八〜一九六五）が、人格の発達は、自分の可能性に気づき、ひとりの完全な人間をめざす動機の自己実現であると述べています。これらの発達には、環境や人間関係からくる影響の大きさが否定できません。

　結論的にいえば、情動は体質、気質に沿って表現されていき、個性や人格の成長には、環境要因と自己努力が重なって表現されていくといえましょう。そこには知的な学習の影響もあります。すなわち、性格や人格の成長は、環境という横の広がりと自己努力（学習）という縦の深さ（程度）で成長していくことになります。

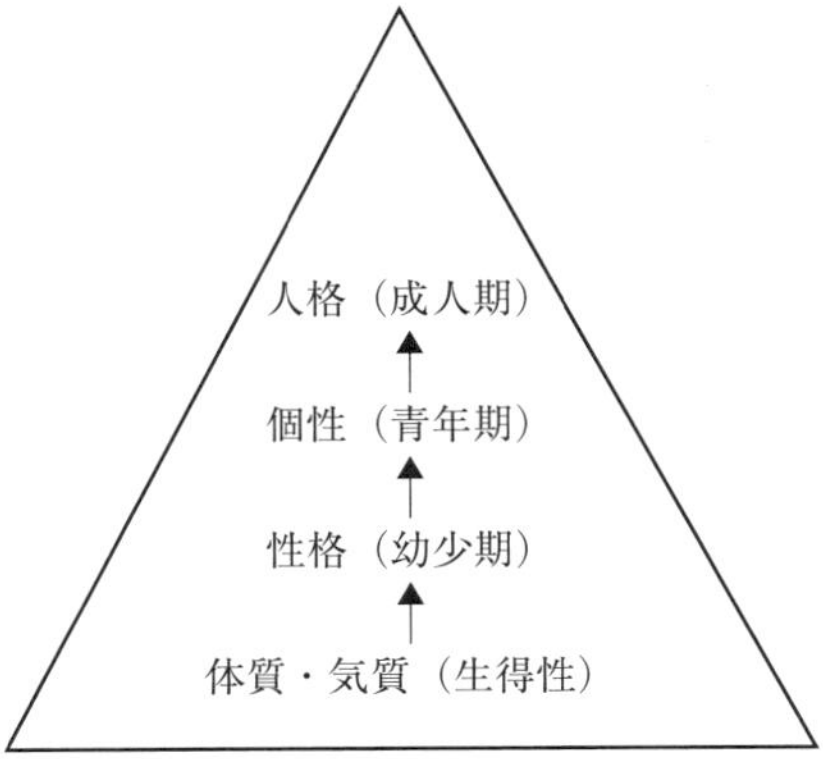

図 2-11　気質から性格、個性、人格への向上

体質や気質には、生得的要因がつよく、個性や人格には環境的要因がつよく表れます。

　さて、パーソナリティということばは、なかなか定義しにくい用語です。パーソナリティは、医学書では人格となっています。しかし、英語の personality を辞書で日本語にしますと、はじめは個性としての訳語が出てきます。二番目に人格がでてきます。日本語の人格とカナ文字でのパーソナリティは、やや異なった概念となっています。一方、心理学的には、パーソナリティは、個人を他者と区別する心理的特性の集合体としています。心理学では、パーソナリテイは、行動的、情緒的、感情的な特徴の総和となり、その人のもつ体質、気質、性格を合わせもつ概念になります。パーソナリティがこのようにあいまいな概念をもち、かつ広汎な概念のためアメリカ精神医学会の疾患分類（DSM-IV）では知的障害とともにパーソナリティ障害は、多軸評価の第二分類に位置づけられました。他の病気と重なる領域です。しかし、二〇一四年に発表されたDSM-Vでは、この考えはふたたび廃止されています。なお、パーソナリティ障害 personality disorders は、コールマンによれば、認知・感情・対人行動、衝動抑制が広範に崩れている状態と定義されています。

一方、日本語の人格は、広辞苑によると人柄ともなって、さらに道徳的行為としての印象が含まれてきます。日本語の人格ということばには人格者といったイメージが重なるからでしょう。品格にも重なります。人格や品格は、その人が道徳的にすぐれた人という印象もあります。本来、客観的であるべき人格に主観的な見解が関わってくるのです。本書で述べる豊かな人格の持ち主とは、気質や性格をベースにし、社会的に、道徳的に、人間的に謙虚で、勇気があり、正義感に満ち、勤勉で、自らを律するものを持ち、創造性豊かな人間として理解したいと考えます。豊かな人格の持ち主は豊かなこころの持ち主に一致します。ストレスを理性的に受け止め、適切に対応できるこころの持ち主といえましょう。

気質、性格、感情、情動を生理学的に理解しようとすると、四つの中でもっとも動きのみえるものは情動です。ここでは、情動の生理機序とこれらの抑制機構を考えてみようと思います。

情動の反応は、三つの過程で進むとされています。認知反応、生理反応、行動反応です。脳は、感覚器からの刺激を、それがどういう性質のものかを認知します（認知反応）。その内容は喜びや不安や痛みです。これに対応する反応（生理反応）は、自律神経が中心になって反応します。脈拍や血圧での変化です。不安や痛みでは血圧が上がります。つぎの行動反応は、喜びの場合もあれば、恐怖や嫌悪など不快な刺激もあります。いずれも以前に体験され、記憶されているものです。反応は幼いほど派手で、大人になるほど慎重になります。表出の程度が、過去の経験や相手の立場などからコントロールされてくるからです。性格的に激しい人と穏健な人の間にも差がでます。最終的に反応の表出は、これらの調節に影響された結果となります。

なお、これらの機序は、第五章の「ストレスはこころにどう影響するのでしょうか」で、逆の立場からストレスによってこころが崩れていく機序を説明していくことになっています。

アメリカの心理学者ダニエル・D・ゴールマン（一九四六〜　）は、情動が社会体験や学習などにより適正な考えにそって表現される行動を、EQ（Emotional Intelligence Quotient）として評価できると提案しました。「自己を知る、感情を制御する、自分を動機づける、人の感情を知る（こころの理論）、人間関係をうまく処理する」の五点からの評価法の提案です。ゴールマンは、本能の脳と思考する脳がともに知性という機能を間にして成長し、両者がバランスを保つとき、こころは、安定した機能になると考えたのです。ＥＱは、「こころの知能指数」と訳されています。しかし、これらの評価法は、知能指数なのか、知性なのか、情動なのかというあいまいさもあり、この概念に混乱を招いています。ＥＱは、情動的知性、人格的知性、社会的知性などにもつながります。つぎに述べる道徳の規準とも重なるところがあります。逆に、ＥＱの低い人は、コミュニケーションがとりにくく、一方交通の人などといわれます。

子どもの情動の発達について研究をしたのは、イギリスの精神科医エドワード・J・ボウルビー（一九〇七～九〇）でした（図2-12）。乳幼児期に母性をはく奪された子どもと、そのようなことを体験しなかった子どもとの間には、その後の非行が、母性をはく奪された子どもに多いとしたのです。彼は、生まれてから六か月の間に養育者による不適切なマザーリング（母性的養育行動 mothering）をされた子どもには、発達にリスクがあると述べました。情動の成長が阻まれ、非行に走るだけでなく、感情の自己コントロールが困難になったり、抑うつ傾向になったりするとしました。これは今の社会でしばしば話題になっている児童虐待やネグレクトによってこころの成長が歪んでいく子どもたちの現実に重なります。

良き母の愛着行動 attachment behavior は、社会性を育てる重要なスタートです。愛着行動は、情動の脳細胞から多量のセロトニンが分泌されていることが動物からの研究で明らかにされています。これは成獣後の行動につながっています。

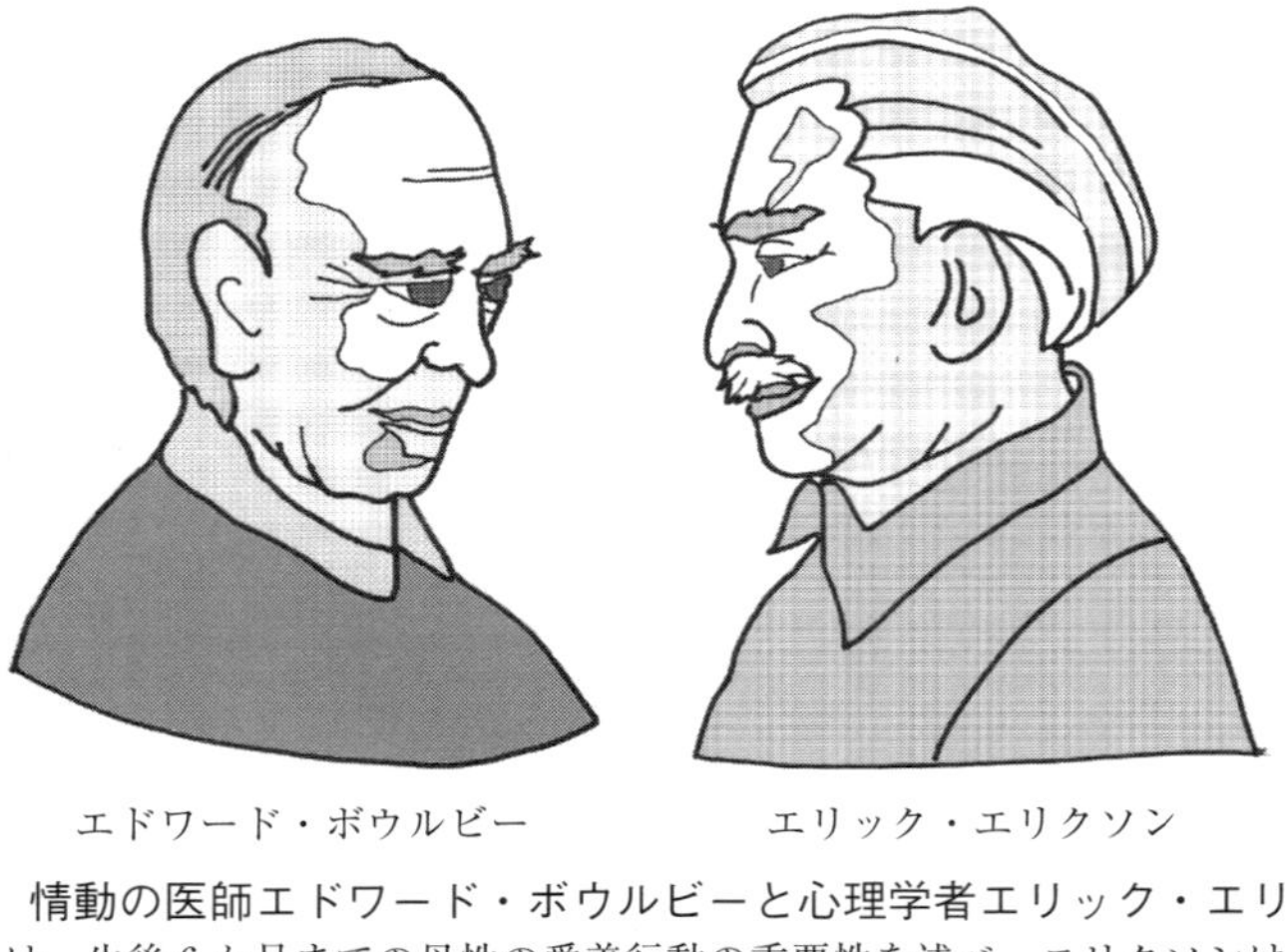

図2-12　情動の医師エドワード・ボウルビーと心理学者エリック・エリクソン
ボウルビーは、生後6か月までの母性の愛着行動の重要性を述べ、エリクソンは、青年期の自分がわからない不安定な時期をモラトリアムと述べました。

一方、フロイトに影響されたエリック・H・エリクソン（一九〇二〜一九八〇）（図2-12）は、乳児期から老年期にいたるこころの発達を八段階に分け、各段階でのおもな対人関係、そこで導かれる要素を抽出し、各段階での発達課題と同時に生じる不安と危機を述べました。その中でもっとも有名な段階は、彼自身で定義づけた青年期の自我同一性 ego identity と同一性の拡散 identity divergence です（表2-3）。青年期の自我同一性は、学生としての自分、社会人としての自分、夫（妻）としての自分など、自己の立場から自分を知ることと定義されています。自分とは何者なのかを問うことです。

しかし、青年期に成立せねばならない自我同一性の形成は、しばしば遅れることもあり、これを彼は、「猶予の期間（モラトリアム moratorium）」とよびました。自我同一性の成長には、社会環境が大きく影響しています。わが国では核家族化、少子化の影響をつよく受けて、成長の遅れが目立つ傾向になっています。遅れるだけでなく自分探しの機会さえ失ってしまう場合があります。自我同一性の拡散です。社会的役割からのかかわり回避、自意識過剰、未熟な自己愛、否定的な同一性などとなります。不登校や引きこもりと重なります。ここでは、つぎに述べる道徳性の発達と重なるところもでてきます。

なお、不安障害、うつ病、人格障害、行為障害などと診断されている患者さんには、情動に問題をもっておられる場合が少なくありません。不快な刺激が

表2-3　エリクソンのこころの発達段階

	対人関係	導かれる要素	発達課題と危機
乳児期（0〜1歳）	母	希望	信頼と不信
幼児前期（1〜3歳）	両親	意志	自律性と恥・疑い
幼児後期（3〜6歳）	家族	目的	自発性と罪悪感
児童期（6〜12歳）	学校	能力	勤勉性と劣等感
青年期（12〜20歳）	仲間	忠誠	自我同一性と同一性の拡散
成人前期（20〜30歳）	パートナー	希望・愛	親密性と孤独
成人後期（30〜65歳）	家族	世話	生殖性と停滞
老年期（65歳〜　）	人類	知恵	自我の統合と絶望

ながく続いたり、激しいものであったりすると、二次的にこれらの病気をおこしてしまうと考えられています。しかし、情動は、マイナス面だけではありません。落ち着いた情動の上に努力が重なり、すばらしい人格者としても成長するのです。情動の安定性には、自律神経系、本能の脳である辺縁系の機能だけでなく、その根底に体内での生化学的特徴も知られています。第五章で述べる血中グルココルチコイドの安定した低さです。

(四) 道徳の発達 ― 自律的なこころの育ちとは ―

人格に重なってくるものに道徳（モラル moral）があります。良心に近い概念です。道徳は、社会生活の中で、正しいことと間違っていることを判断することで行われます。人間がふみ行うべき道、人間としてあるべき態度や思考となります。

道徳は、倫理学の基本的テーマです。その判断は、具体的にいえば、善か悪かです。この判断は、主観的で、感情的で、かつ宗教的でもあります。しかし、人は、集団の中でしか生きていけません。集団の生活が平和に維持される基準が道徳ともいえましょう。人は、その基準を法律としても理解することになります。端的にいえば、社会のルールです。

道徳のプラス面には、正義、勇気、謙遜、寛容、愛情、誇り、恥などがあります。これは儒教の思想でもあり、新渡戸稲造（一八六二～一九三三）が、『武士道』で述べた内容にも一致します。哲学者・齋藤慶典氏はこれを「他人への配慮」としています（二〇一〇）。一方、マイナス面には卑怯、罪、罰、無責任、退廃などがあります。哲学者大庭健氏は非道徳を「いわれなき苦痛を相手に与えること」としています（二〇〇六）。道徳意識は、小学生のときから育っていかねばなりません。義務教育中（学童期）の教育者につよく求められることばです。

道徳意識の成長には年齢的に感受期があるからです。

すでに述べましたように、フロイトは自我（エゴ）の両脇にエスと超自我があり、後者の超自我の中に良心と道徳のあることを含めています。フロイトに影響されたピアジェは、道徳の発達を以下のように述べています。「九歳以下の子どもは、他人に教えられた規則をつかって何が良いことか、悪いことかを判断する。しかし、この判断は、自主的に理解しているのではない。母親から褒められたり、叱られたりして、良いと悪いを理解している。すなわち、他律的判断である。しかし、その後になると良いと悪いを自分の判断によって行うようになる。すなわち、自律的判断になる」としました。彼は、他律的判断の教育は、はじめの意図によってではなく、結果によってその善悪を教えていくが、学童期からの道徳教育を成功させる鍵は、結果を褒める・叱るのではなく、その前の意図に目を向けさせることが重要であるとしたのです。ピアジェは、この教育が前操作的段階、具体的操作的段階、形式的操作段階の三つの発達段階のそれぞれの時期に行われるとしました。前操作期には、しつけが中心になり、具体的操作段階以降では、社会的秩序（ルール）の教育となります。いずれも他律的判断への教育です。

道徳性の発達については、アメリカの心理学者ローレンス・コールバーグ（一九二七～一九八七）も、道徳性をピアジェの三段階に合わせ、前習慣的水準、習慣的水準、後習慣的水準に分けています。前習慣的水準は他律的道徳で、幼児期のしつけと服従にあたり、習慣以前の段階としています。学童期の習慣的水準とは、法と秩序によった指標で、教師や友だちとの人間関係の中で育ち、良い子への志向と、協調や秩序や規範への適合を意識させる段階としました。意図に目を向けさせる道徳教育です。最後の後習慣的水準は、青年期の尊法、あるいは倫理的思考による時期で、社会契約と一般的良識による判断となります。一般的な倫理規定ともいえるものです。良心にのっとった行為です。彼は、この三つの水準をそれぞれ二つに分け、六つの発達段階があるとしました（表2-4）。

しかし、青年期の彼らは、自らの体験にさまざまな偽善や矛盾を感じ、既存の道徳規範に反した行動をとるようにもなります。コールバーグは、この道徳意識を、動機、結果、罰、人間の生命価値などのおよそ三十の側面でとらえ、その発達論を展開しています。

道徳教育は、この道徳意識の内在化をはかることになります。内在化とは、最初は親のしつけ（声）であったものが自身の内からの声と感じられる変化を指しています。これは、自身のこころに語る内言であり、良心ともいえます。そして、教育のゴールは、この声を事前に思うことができるようになることとされ、そのゴールの中心には、人間愛と生命尊重があるとしています。

戦後、日本の道徳性の教育は、戦前の道徳観と結び付けられ、意識的に避けられてきました。結果、社会がなんでも許すとなったのです。結果は、自我の形成を未熟にし、不登校、いじめ、ひきこもり、家庭内暴力などに結びつくようになったともいわれます。ただ、今の社会を過去の社会と比較すると、子どもたちに与える夢が少なくなっている印象も否定できません。夢があれば、人間愛も生命尊重もおのずから生まれてくるのではないでしょうか。

道徳意識に近い概念として、責任感 responsibility があります。責任感と

表2-4　コールバーグの道徳性の発達

慣習以前の水準	第1段階	罰と服従への志向
	第2段階	道具主義的相対主義への志向
慣習的水準	第3段階	対人的同調あるいは「よい子」への志向
	第4段階	「法と秩序」の維持への志向
慣習以降の水準、自律的・原理的水準	第5段階	社会契約的尊法への志向
	第6段階	普遍的な倫理的原理への志向

は、個人と社会との間にあって自主的、自律的であり、義務感がつよく、まかされた仕事をまじめに遂行する性質とされています。最終的に、道徳意識は、すでに述べましたように青年期の後半に生まれてきます。道徳意識によってなされた行為が達成されたとき、それは責任感を伴った行為として評価されます。社会的人間としての自立です。ひとつの人格的特性を責任という社会的課題のもとに見た場合に称賛される行動となります。

なお、道徳と重なる面が多く、ゴールマンも述べ、わが国でもよく使われることばに「知性 intelect」ということばもあります。知能 intelligence ではありませんが、心理学ではこの二つの英語は同じ意味のものとされているようです。しかし、広辞苑では、知性を「知覚をもととして、それを認識にまで作り上げる心的機能」としています。知能より高い概念です。大脳前頭葉の機能が知能に加わるのです。前頭葉の機能については、第四章の一・健康力をお読みください。一方、ゴールマンは、知性には二種類の知性があるとし、それは、感じる知性と考える知性であると述べています。そして、高いＥＱとは、両方のバランスをうまくとることであり、人は、これで人生をよく生きることができると述べています。後の第四章でふれます大脳の二つの部位、すなわち、大脳辺縁系と大脳新皮質がお互いに補いあって営む良好な精神生活が、知性といいたいのでしょう。そして、これが第五章で述べるストレスに耐えるこころのシステムにもなるのです。

環境の中で自分の役割をきちんと意識でき、ものごとへの理性的判断ができ、周囲への配慮ができ、責任感をもって行動できる青年を今の社会は待っているのではないでしょうか。

第二章のまとめ

二十世紀の心理学は、おおくの流れを生みました。生得性と環境性、収束性と拡散性、要素性と全体性、精神分析とヒエラルヒー、知能理論と認知理論などです。それぞれの考えは、科学的であり、国際的にも高く評価され、臨床にも広く応用されている理論です。では、わたくしたちは、こころの支えや育ちという面からみた場合、これらの理論を具体的にどう利用していけばよいのでしょうか。ここでは、この章のまとめとして具体的な面から述べてみたいと考えます。

わたくしは、子どもの成長を、小学校に入学までの乳幼時期の六年間、小学校時代の六年間、中学・高校時代の六年間でみていくことが大切だと考えています。乳幼児期は、家族や親しい環境下で、ことばと性格の成長が豊かに伸びていくこと、そして、子どもたち同士で仲良く遊べることです。学童期の六年間では、国語を中心とした学習の習慣化と対人関係での成長です。挨拶ができ、思いやりの行動がとれ、仲の良い友だち関係ができてくることです。思春期、すなわち中学・高校では、それまでに成長した知（認知力）・情（性格）・意（意志）をもって社会のルールが理解でき、社会の一員として自覚ができ、かつ、そこから逃げていないこととなりましょう。この底辺には第四章で述べるサーカディアン・リズム（概日リズム）の習慣化が伴っていなければなりません。なお、六年ごとのチェックでは緩やかすぎることも起こります。何らかの問題を育ちにかかえている子どもの指導では、二年ごと、あるいは一年ごとになりましょう。

☆エッセイ②　スピリチュアル☆

スピリチュアルという日本語をよく目にするようになった。霊的と書けない日本語の貧しさが問われているような気もする。

世界保健機関（ＷＨＯ）は長い間、人の健康を三つの要素からとらえてきた。すなわち、身体的に、精神的に、社会的に良い状態でいることを健康とした。しかし、人間を全体としてとらえる時代がくると、健康をこれだけで説明することはできず、ＷＨＯは一九九八年、四番目の要素としてスピリチュアルにも良い状態にいるという項目を提案した。生や死への勇気と曇りのない前向きで良心的な心ともいえよう。

私はこの言葉を、難病のためにわずかの医療さえ受けることができずに亡くなられた多くの患者さんや、この人たちを看取ったご家族の人生に重ねてしまう。「私が死んだら解剖して病気の解明に役立ててください」と淡々と言い残して亡くなられた方、最後まで明るい色で絵を描き続けながらどうしても私に「一枚をあげる」と言えなかった若者、衰えていく体力に自暴自棄になられ、わがままいっぱいに闘病生活を送られた方、難病のわが子より早く死なねばならない不安から子の手をとって無言で涙を浮かべておられたお母さん。私にはすべてがスピリチュアルに感動させる人生であったと思う。

筋ジストロフィーをはじめ多くの難病には、まだ治療の光が見えてこない。延命装置によってわずかな生をつくれているだけである。

これらの難病の中には、身体的に衰えていくのにもかかわらず心だけは成長を続けていく病がある。医療はこの人たちとの会話をどう創るのかにアドバイスを示せていない。それだけに彼らが話しかけてくれたとき私は正直ほっとする。

百年前、アメリカの牧師から宗教教育のない日本で日本人はどう心を育てるのかと問われた新渡戸稲造は英語で『武士道』を書いた。彼は幼少時の家庭での教育を思い起こしながらこの本を書いたといわれる。その内容は多分に儒教の教えでもある。儒教の祖である孔子は死を前にして、先生の教えでもっとも大切なものは何かという弟子の問いに、それは〝恕〟であると答えたという。

人への思いやりと辞書には書いてある。

（厚生福祉　二〇〇六年八月一一日版）

第三章　脳科学が考えるこころの研究はどこまで進んでいるのでしょうか

第一章、第二章では、時代の流れにそってこころの概念、こころの支えや育ちについて述べてきました。これらの内容は、どちらかといえば二〇世紀までの歴史の説明でした。社会の受け止め方として、ほぼ確定している概念です。しかし、これらの概念はその時代の考え方に大きく影響されて動いています。中世の宗教、そして、近代以降ではガリレイ、ダーウィン、ブローカー、メンデルなどの科学の影響です。とくに物理学、生物科学などからの影響でした。

では、二一世紀、こころの概念はどんな影響を科学から受けているのでしょうか。ここにも進歩する科学の影響があります。それは脳科学、分子生物学、そしてコンピューター科学でありましょう。伊藤邦武氏によれば、現代の哲学は、人の精神のはたらきを知的活動にみるよりさらに流動的で生き生きとした人間性への哲学的探求に求められていると述べています。そして、具体的テーマとして、遺伝子とこころ、コンピューター科学とこころ、自由と道徳などをあげています。

ここでは、こころの考え方が今日の脳科学と分子生物学からの研究によってどう刺激をうけ、どこまでを明らかにし、どこからは未解決なのかをおおまかにまとめておきたいと思います。

ただ、この章では内容がやや難しくなります。読者には、この章を簡単に読まれ、第四章に進まれ、のちにふり返っていただくのが、良いのかもしれません。

一　外からの刺激を大脳はどう受け止めているのでしょうか

昔から、人は、親が赤ん坊を抱きしめる行為を自然の行為として受けとめてきました。この現象が、こころの成長につまずいている子どもたちの背景に存在することに気づいたのは、第二章・「情動の発達」で紹介したイギリスの精神科医ボウルビーでした。彼は、赤ん坊には母を本能的にしたう愛着（アタッチメント attachment）の欲求があると考え、母親もこの要求に本能的に応えていると考えました。母性的養育行動 mothering とよばれる行動です。母親語 motherese とよばれる母子の会話も同じです。ボウルビーは、こころの成長がうまくいっていない子どもたちには、この逆の不適切な母性行動があり、それが子どもの情動的成長を困難にしていると気づいたのです。マターナル・デプリベーション maternal deprivation とよばれる行動です。母性剥奪ともいわれます。今でいう虐待や無視にあたります。そして、これが子どもに影響する時期があるとし、生後六か月までの劣悪な母性養育行動が問題であると結論づけたのです。マターナル・デプリベーションの重要性を強調したのです。

このことを動物行動学として発展させたのは、動物行動学者のオーストリアのコンラド・ローレンツ（一九〇三―一九八九）でした。彼は、孵化後の仔ガモが親鳥のあと追いする行動に注目し、このあと追い行動は、その親の行動につよい影響を受け、条件づけのようであるが、消滅することはなく、一生続くと発表しました。彼は、これを生まれたばかりのすべての動物に見られる行動として、インプリンティング imprinting と名づけました。「刷り込み」や「刻印づけ」ともいわれます。そして、この刻印できる時期には感受期のあること、また、刻印できなくなる臨界期のあることを明らかにしました。これで彼はノーベル章を受章しました。

インプリンティングとは、動物が生まれた直後に最初に見たもの、接したものを身近なものにしてしまう現象です。動物園で飼育されている動物が赤ちゃんを産んでも子育てを放棄した場合、園の職員が親に代わって育てます。そうすると赤ちゃんはその職員を親とみてしまう現象です。育てる側の刺激（環境）が子の行動に決定的な影響を与えているのです。

一方、イギリスの動物行動学者リチャード・ドーキンス（一九四一〜）（図3-1）は、親の動作が子に模倣として受け渡される行動様式を、親から子へだけでなく、人から人にも受け継がれていく様式と拡大解釈し、それをミーム meme と名づけました。ミームとは、自己複製する行動様式と定義され、親

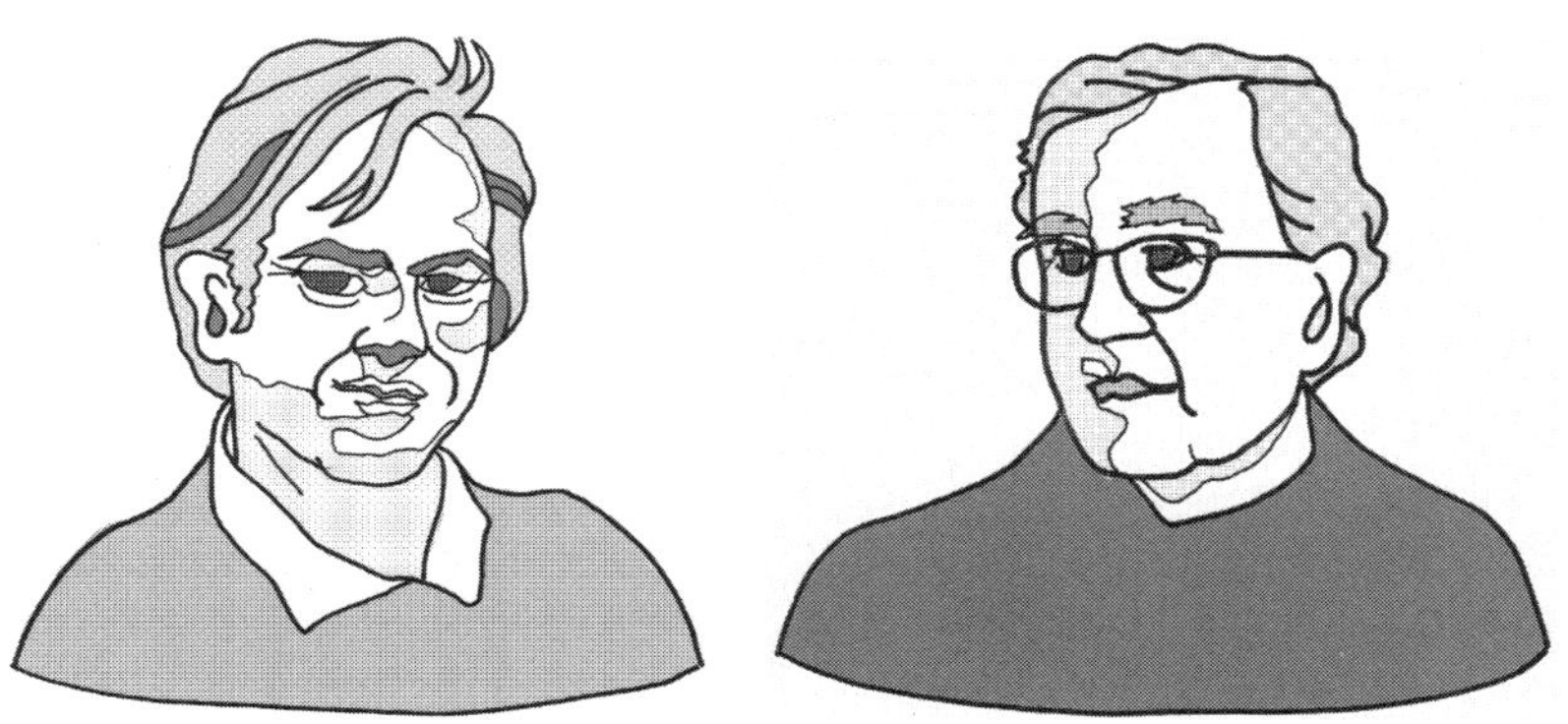

リチャード・ドーキンス　　ノーム・チョムスキー

図 3-1　20 世紀の心理学に影響したリチャード・ドーキンスとノーム・チョムスキー
ドーキンスは、自己（遺伝子）と育ち（自己作り）は異なるとし、ダーウィンの進化論を発展させ、チョムスキーは、言語の獲得には生得的なものがあるとしました。

子の間だけでなく、自然選択によって環境の中でも広がっていく現象としました。この現象は、社会の考え、技能、音楽、ことばなどにも広く及ぶとしたのです。模倣であってもそこには行動での進化や発展があるとする考えです。模倣から発展していく行動は、人のもっている能力としたのです。日本人の赤ちゃんがアメリカ人の家庭で育てられると赤ちゃんは日本語ではなく、英語で会話をし、英語で自分のこころと語るようになり、こころの成長が英語で広がっていきます。ミームとは、子どもがその環境に適応し、成長する模倣ともいえましょう。これまで生得的といわれてきた現象が環境によってさらに広がり、発展することになる理論です。ピアジェの認知発達論でいう「調節」の段階となります。

では、これらの模倣は、脳内においてはどのように行われているのでしょうか。赤ちゃんの脳には、どんな変化がおきているのでしょうか。

このメカニズムは、ジャコモ・リゾラッティ（一九九八）らによって明らかにされました。檻の中で飼われているサルのいる研究室で、リゾラッティたちがバナナを食べはじめたら、それを見ている檻の中のサルの脳が興奮したのです。しかも、その興奮している脳の領域は、人がバナナを食べている時に興奮する領域と同じ神経細胞群だったのです。彼らはそれをミラー・ニューロン（模倣ニューロン）と名付けました。そして、このような現象は大脳の数か所で存在していることが明らかにされたのです。目に見えたもの、聞こえてきたものをそのまま模倣する神経細胞の集団が存在していたのです。

心理学のピアジェや動物学者のローレンツが考えた同化やインプリンティングへの最初の現象が、相手側の脳内で、かつ同じ機能の場所で神経細胞が反応していることが明らかになったのです。模倣への神経メカニズムが明らかになったのです。生得的な模倣現象です。動物行動学者ピーター・マーラー（一九三五〜）は、この生得性を「学習本能 an instinct to learn」とよび、すべての動物にみられるとしました。いま、この生得性は、生後の環境をその生物がうまく生きていけるように脳が準備している状態と考えられています。学習本能は、動物が生きていく上での重要な行動と解釈されたのです。なお、この学習本能は、真似への欲求とも考えられています。人には、他の人のことばや行動を模倣したい欲求があるとも考えられているのです。人には、まねる経験を通して物事を理解し、知能や認知に発展させていくシステムを生まれつきもっているようなのです。

人がほかの動物ともっとも異なる能力は、人がことばを使うことにあるといわれています。新生児がことばを覚えていくメカニズムについては、言語学者ノーム・チョムスキー（一九二八〜）（図3-1）の考えがあります。彼は、赤ちゃんがことばを覚えていく能力には生まれつきのものがあるとしました。環境によってことばを学習する前にことばを感知できる機能を、人は生得的にもっていると考えたのです。リゾラッティの発見したミラー・ニューロンに共通します。人は、生得的なシステムで獲得したものの上に環境での体験を重ねることで、ことばの機能をさまざまに広げていくと考えています。この過程は、ピアジェのいう「同化と調節」にも一致します。生得的にうける「同化」と、環境によって後天的に成長していく「調節」です。発達心理学者スティーブンス・ピンカー（一九五四〜）は、チョムスキーのことばの模倣をさらに発展させ、これはことばの先にあるこころの形成にもおよぶと考えています。

では、この模倣の現象を神経生理学的にみた場合、脳の神経細胞はどう変化しているのでしょうか。これは、関連する神経細胞がたがいに連結し合うことによって、その行動を保存し、機能化させていく現象と説明されています。心理学的には、保存は、記憶のメカニズムとなります。この現象では神経細胞の遺伝子には変化はおきていません。したがって、遺伝性もありません。あくまで神経細胞に見られる変化です。具体的には、つぎの章で説明しますが、神経細胞が関係する神経細胞同士を連結させることにより（シナプス結合）新しい機能として獲得していく現象です。この新しい能力を真似から自己の機能とする現象は、神経生理学的には、可塑性plasticityとよばれています。したがって、可塑性とは、神経細胞同士をつなぐ組織的・構造的な変化と理解され、インプリンティング（刷り込み）は、動物行動学的な用語として理解されます。

なお、このシナプス結合には生得的に結合されやすいように準備されている面のあることも、いろいろなところで証明されてきました。ことばがまったくわからない赤ん坊が、お母さんの声の二音節と三音節を区別できているることや、日本人には区別できにくい英語のr（アール）とl（エル）の音が脳波の誘発反応の研究で、日本人の赤ちゃんにも二本のピークとして確認でき、アールとエルの二つの音は区別されていることなどです。この区別は、日本人の子どもでは、次第に一本に集約されていきます。生活環境が、日本語では区別されないため、赤ちゃんにはこれを区別する必要がなくなり、ひとつの音に集約されてしまうのです。神経細胞の受け入れ能力（同化）は驚くほどの多面性をもっているようです。

では、人とサルでは、なぜ刷り込みや模倣の後での言語・認知・創造性などの成長におおきな差ができるのでしょうか。サルと人との遺伝子の違いは、わずか一パーセントにも満たない差です。しかし、その後の能力の成長差では驚くほどの差が生じてくるのです。

この差は、大脳の差に見ることができます。大脳全体に占める人の前頭葉、側頭葉の比率は、サルと人とでは比較できないほどの差があるのです。第四章でふれますが、人の前頭葉は大脳全体の四〇パーセントを占めます。サルはわずか一七パーセントです。比較になりません。当然、この差は、神経細胞（ニューロン）の数の差になります。それは神経細胞での可塑性の増加・成長にも大きな差をつくることになります。これは、ホモサピエンス（新人）だけがもっている特徴なのです。現在、地球にいるホモサピエンスの前のネアンデルタール（旧人）には、この差は見られないのです。前頭部や側頭部が大きくなれないからです。ここは、人の持つ創造性や言語、記憶、抑制力などのセンターなのです。これらの発展性は、個人の能力だけでなく、科学の進歩、地域の文化、伝統、民族性などのすべてに及びます。人（ホモサピエンス）がもつ大脳の特殊性が、五万年の人類の進歩と発展の鍵をにぎっていたのです。

二　わかってきた遺伝子とこころの機能

生まれ（生得性）と育ち（環境）はどちらが有意かという疑問は、ギリシャ時代からの疑問でした。このことについてギリシャのソクラテスは、「氏（生まれ）より育ち（Nurture above Nature）」と述べています。環境の与える優位性を述べています。たしかに、育ちは、環境からの刺激、それへの模倣、そして、可塑性の大きさで、環境の優位性は結論づけられます。しかし、これだけで環境の有意性を証明できるのでしょうか。それなら、社会の中で比較的に前頭葉・側頭葉の大きい人が環境をうまく利用できるはずです。しかし、そのような話は聞いたことがありません。優秀なスポーツ選手の子女が環境の良さで優秀なスポーツ選手になるかといえば、そうでもありません。逆に、遺伝的に優秀な家系やその逆の家系のあることも事実です。人にとって前頭葉や側頭葉の差は関係ないのです。さらに、生まれと育ちはどちらが重要かと問う前に、この両者を分ける線は、どこで引けるのか、また線が引けるのかという疑問もあります。生まれと育ちはどちらが重要かについてはまだ大きな問題点が残されているのです。

ここでは、この疑問に関与する最近の分子遺伝学の進歩から眺めてみたいと思います。有名な進化生物学者ドーキンスは、『延長された表現型』（一九四一）という本で、自己と自己作りはどちらが先かを進化論の立場から意見を述べ、道徳論にまで影響を与えています。ダーウィン以来となる進化論への新しい意見でもあります。とくに、この本で有名なことばは、「ゲノムの構造配列は組みたて模様の設計図ではなく、料理のレシピのようなものである。同じレシピであっても作り方次第でその料理はうまくも、まずくもなる」ということばです（図3-2）。

自己（遺伝子）と自己作りは異なるという意見です。では、レシピ（自己）から料理ができ上がるまでには、どんな過程があるのでしょうか。本当に自己は変化しないのでしょうか。逆に、環境によって作られる自己作りは、刷り込みや、可塑性以外に何かあるのでしょうか。芸術や科学の世界では、弟子が自己の努力により師を抜いていくことはよくある話です。刷り込

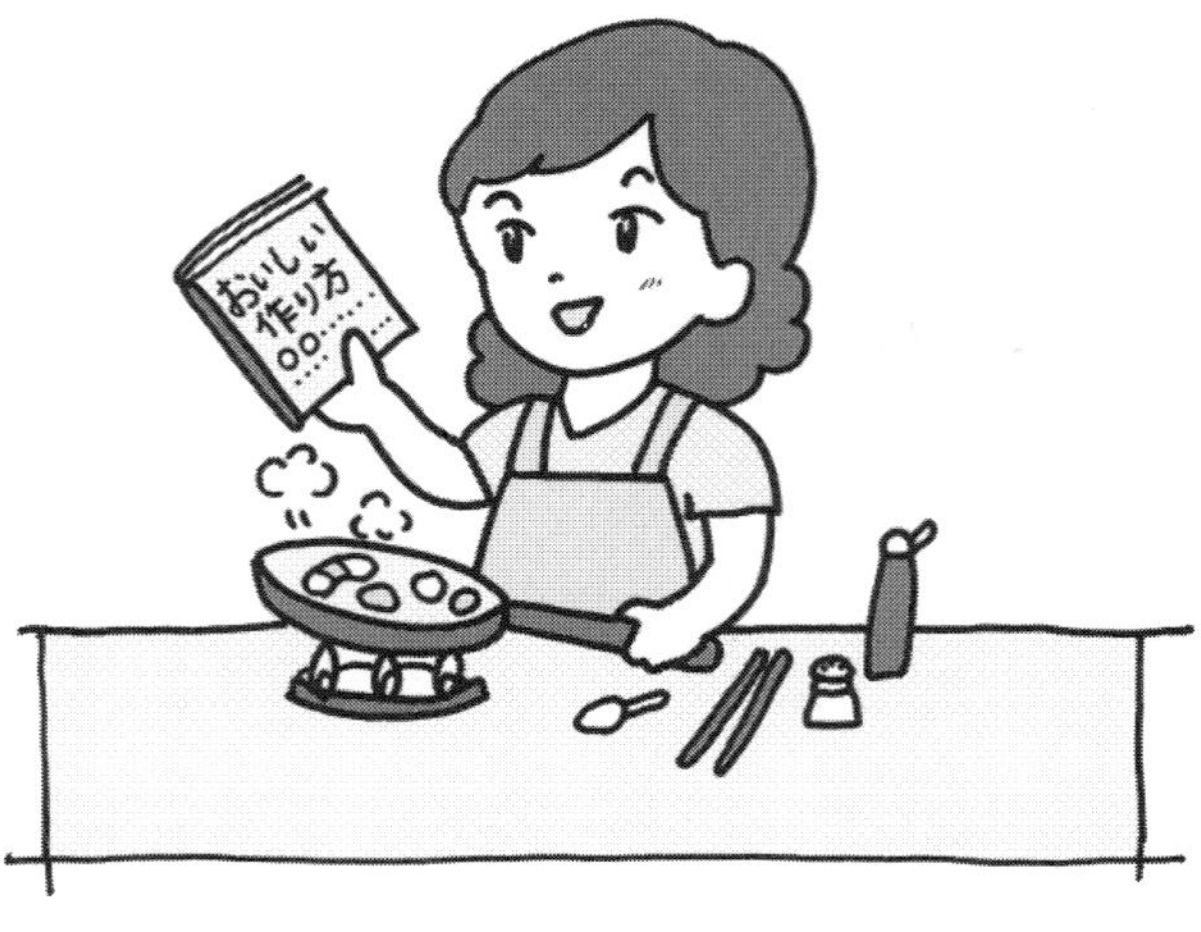

図3-2　レシピで料理をする主婦

みされた脳がその上に努力を重ねることで師を超えていくのです。この成長の分子生物学的過程には、解明されねばならない多くの疑問が残されています。

ＤＮＡを発見したイギリスの物理学者フランシス・クリック（一九一六〜二〇〇四）は、『ＤＮＡに魂はあるか』という本で、こころの活動は脳にあると述べています。その通りです。ここでは、ゲアリー・マーカス（一九七〇〜）の『心を生み出す遺伝子』、そして、仲野徹氏の『エピジェネティクス』という本に沿って、今日のこころの研究成果をまとめてみようと思います。

まず、よく使われることばの基本的な概念からスタートします。遺伝子（gene：ジーン）とゲノム genome です。遺伝子の最終目標はタンパク質をつくることです。したがって、遺伝子とは個々のタンパク質の設計図を意味しています。遺伝子の最小の単位は、ＤＮＡとよばれる化学物質で、四種類の違った構造式からなります。ＤＮＡは、相補的な構造式をとり、糸のように連なったものがラセン状になって続いています。人の場合、ＤＮＡの数は四〇億とされています。この糸は二本からなり、一本は父親から、もう一本は母親から引き継いで構成されています。おおくの進化した生命体は、ＤＮＡによってタンパク質を作る設計図をもっています。設計図の数は、人の場合、二万から四万といわれています。長短さまざまな長さの設計図が、四〇億のＤＮＡの中に存在しています。一方、ゲノム（genome）は、この設計図を含めて、すべての遺伝子の一組を意味します。人のゲノム、サルのゲノムです。ゲノムは、遺伝子の設計図だけでなく、遺伝子の働きや安定性などにもかかわります。

人のタンパク質をつくる遺伝子は、四〇億のＤＮＡから自己作りの素材（設計図）が選ばれることになります。二本のＤＮＡから選ばれた遺伝子はＲＮＡという一本の設計図にまとめられます。このＲＮＡの設計図からアミノ酸が作られていき、身体に必要なタンパク質になっていくことになります。しかし、DNAから作られるタンパク質が、どのように自己という形や機能をもつ機構に関わっていくのかには多くの不明な点がまだ残されています。たとえば、四〇億の遺伝子（自己）がまったく同じである一卵性双生児でも、まったく同じ人物にはならないのです。形や機能に似ている点は多いのですが、二人には性格や形態に微妙な違いが生じてくるのです。

では、この違いはどうしてできてくるのでしょうか。この違いは、受精卵から細胞分裂がはじまり、それぞれの細胞が機能的に特化した細胞に変身していく過程に生じていると考えられています。受精卵というどのような組織にもなれる万能細胞から、腎臓や脳などの特殊な機能をもった細胞に分化するまでの期間です。この過程は、エピジェネティクス epigenetics（後成的発生）とよばれています（図3-3）。生命体が、健康体として、満足される機能体として成立する上でひじょうに重要な時期とされています。

エピジェネティクスの概念はまだ明瞭には定義されていませ

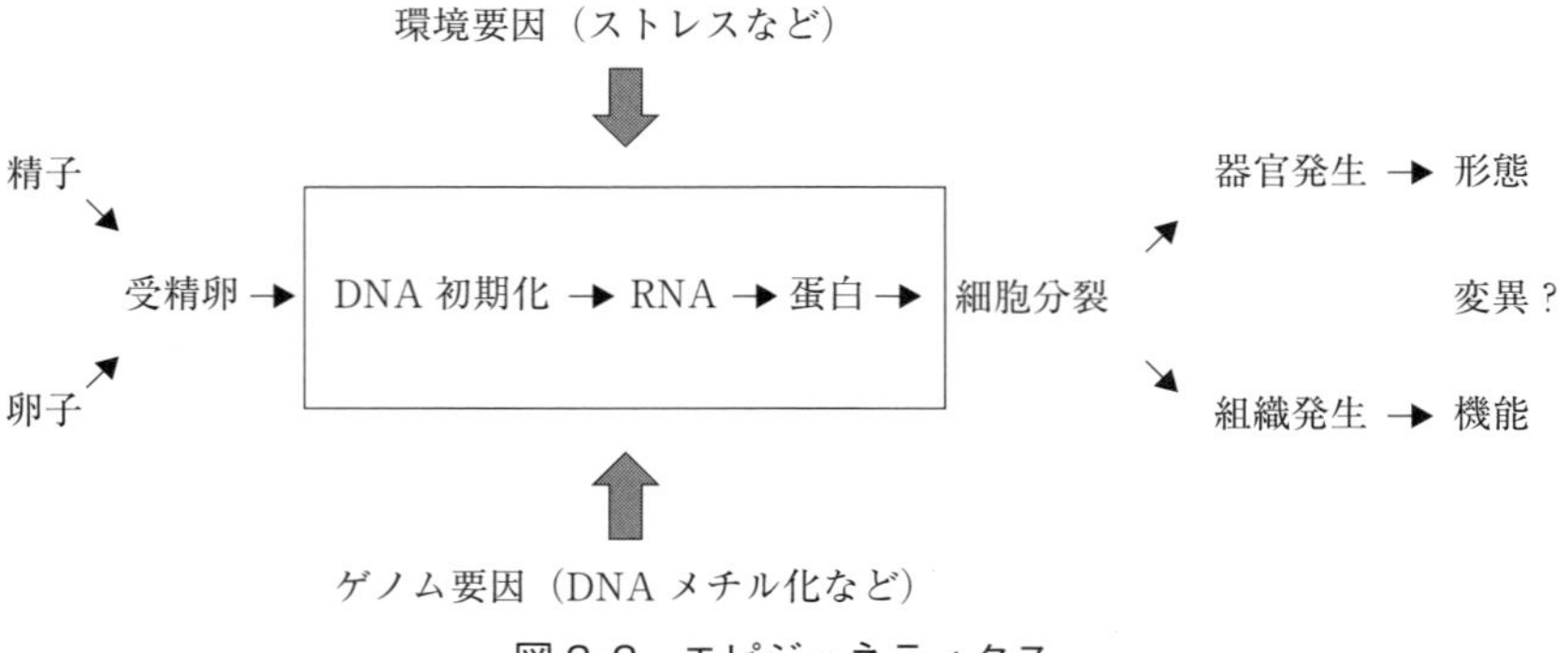

図3-3　エピジェネティクス

エピジェネティクスのエピ ep は、ここでは受精卵の「後で」を意味します。万能細胞である受精卵の分化は、DNA のリプログラミング（初期化）から始まります。その DNA の情報は RNA、アミノ酸 → タンパク質へと進み、次世代の細胞が生まれていきます。この期間の遺伝学です。

んが、精子と卵子が受精によって受精卵になり、細胞分裂をはじめ、胚 embryoに成長し、そこから各臓器に成長する過程の中で、DNAやRNAがまだ知られていないシステムやそれぞれの環境によって、分子レベルで変化する現象を指すと定義されています。具体的には、受精から妊娠八週までの胎芽期とよばれる期間が中心になります。設計図のDNAに変化はないけれども、それ以降に関係する分子（DNAやRNA）が変化をおこすのです。「エピ」は「後で」という意味です。受精でできたDNA（自己）から自己作りが進行する時の遺伝学です。動物の世界で有名な現象は、ロイヤルゼリーで育てられたメスだけが女王バチになり、他のメスは働きバチになる現象として知られています。両方のハチのDNAは同じなのです。ロイヤルゼリーの影響による不思議な変化です。いま、この方面の研究は、ストレス、うつ、不安、PTSD、自閉症などとこころの病態にふかく関与していると考えられています。

エピジェネティクスの概念は、イギリスの生物学者コンラド・ウォディントン（一九〇五～一九七五）によって広められました。発達は、生得的・遺伝的であるが、環境にも刺激をうけて変化していくとする考えです。過去の歴史で問われてきた「氏か育ちか」が、動物の成長には両者が関与する過程があって、氏と育ちをきちんと分けることは不可能であるという考えになったのです。

遺伝子（DNA）は、アリストテレスが二千年も前に述べていましたように人の性格や気質、考え方にまで関与しています。では、ゲノムは動物の発生や成長のどこにかかわっているのでしょうか。マーカスは、ゲノムは脳の微細構造を形つくるところまでは関わっているのではと述べています。

ではゲノムと脳の表現型との間には、どのような関係があるのでしょうか。人のゲノムは十万にも満たないのに、脳のニューロンは二百億もあるのです。ニューロンは、各グループでそれぞれの機能をもっています。遺伝子（DNA）が形態や機能に影響する率は、遺伝率という方法で計算されます。次世代への遺伝率が、百パーセントといわれる表現型は指紋だといわれています。では、こころはどうなのでしょうか。いろいろな尺度によるこころに関する研究では、その遺伝率は三〇パーセントから七〇パーセントと幅広い報告となっています。単純にいえば、子ども時代のこころの三〇パーセントほどまでは、両親の素質を半分ずつで受けているといえそうです。父親から一五パーセント、母親から一五パーセントです。しかし、あとの七〇パーセントは、受精以降の環境や遺伝子の動きの影響を受けていると考えねばならないのです。

では、ゲノムはどう機能して、人の育ち（調節）をリードしているのでしょうか。これまでの生命科学は、遺伝子DNAを生命やこころの青写真と考えてきました。すなわち、遺伝子は生命の基本となる酵素・タンパク質の設計図であると考えてきました。間違いではありません。しかし、これでは、人が成長の過程で見せる複雑な行動のすべてを説明できません。遺伝子は四つの種類から三つの塩基の組み合わせで一つのアミノ酸を決め、さらにアミノ酸からタンパク質を作るところまでは明らかになっています。

しかし、今日では、このゲノムたちは、自分の機能を独自にコントロールする自由度をもっているらしいことがわかってきました。いろいろな環境からの刺激にそれぞれのレベルで対応しているのです。マーカスは、これを「自律エージェント」と呼んでいます。そして、このゲノムたちは、精巧なネットワークを作って生命の成長に大きな力を発揮していることもわかってきました。さらに、ここには、先祖からのプログラムに影響をうけるグループと、自分の考えで自由に仕事をするグループのあることもわかってきました。親に似る部分とまったく似ていない部分です。このプロセスは脳を含めた人の身体のすべての部分において同じ影響をうけていることもわかっています。同じ一卵性双生児で、生活環境が同じでも、性格や身体の特徴に差がみられるのです。その中でも、遺伝子のもつ身体上での機能と脳の機能とを比較した場合、脳のしめす違いには大きい違いがあります。では、脳には何か特別の機能があるのでしょうか。マーカスは、「脳だけは考える機能をもっている」と述べています。言語とその学習の機能です。人の脳にみられる進化の事実です。残念ながら、脳だけにあることの特有の進化の過程とそのカギを握るゲノムの存在もその機能もまだ見つかってはいません。

人の脳は進化しています。二〇万年も前、地上に出現したホモサピエンスの脳は突然変異によって「中枢化と両側化」が生まれたといわれています。大脳・小脳、間脳、脳幹、脊髄と皮質の六層構造ができました。中枢化です。そして、大脳や小脳は左右の二つに分かれました。両側化です。これにより、人は言語を持ち、そこから思考、記憶、学習の機能や、複雑な情報の暗号化を獲得しています。脳にみられる言語領域の大きさは、人とチンパンジーの脳を分けているもっとも大きな特徴です。人のゲノムには拡張性があり、組み合わさって新しい機能を獲得しています。しかし、人だけがもつこの複雑なプロセスを、ゲノムのレベルでコントロールする機能はまだ見つかっていません。この未知の機能が、人だけが持つ思考力や創造力を生んでいるのでしょう。マーカスは、「生得と育ちは協力して人を作っている。そこでの遺伝子は選択肢を提供し、そこでの環境はどのような選択肢を選ぶかに影響を与えている」と述べています。

今日、ゲノムの機能研究は、驚くほどの進歩を見せています。その一つは、今まで述べてきた柔軟性の発見です。柔軟性とは、育ちへの適応性です。では、この柔軟性と生得性はいかにして並存するのでしょうか。脳は、「経験をとおして脳を自己組織化するだけでなく再組織化も行って成長している」と考えられています。学習での柔軟性です。

これまでの研究では、少数のゲノムがこの脳の複雑性をつくっているらしいことが明らかにされてきています。しかし、ゲノムと環境というまったく別個のものを、生まれと育ちとして完全に分離することもまだできていません。また、こころの形成に関与する単一の特徴をもつ遺伝的寄与の存在も発見されていません。しかし、いま明瞭なことは、ホモサピエンスに特化したこの機能は、言語であるということです。マーカスは次のように述べています。「進化は、われわれに青写真ではなく、こころから畏敬の念をおこさせるような複雑さをもった、言語という自己組織化する機能を与えてくれている。そして、この氏と育ちの間の複雑な相互作用の洞察について新しい道を切り開ける領域は、発達認知神経科学という新しい分野にあることを期待したい」と。

第三章のまとめ

人がもつこころとは何か。こころが機能する部位である大脳には何が目立っているのか。この章では、これをインプリンティング imprinting、ミーム meme、可塑性 plasticity、エピジェネティクス epigenetics という新しい用語の紹介で発展している脳科学からこころを説明してきました。残念ながら、本書にとって重要な生まれと育ちの移行期におけるいろいろな現象への疑問にはまだ答はでていません。これからの研究の目標は、これらの移行期で生命を動かしている不明の鍵の解明と、それをコントロールしている機能の解明にありましょう。目標は、ドーキンスのいうレシピから最高の料理をつくりだすスキルの解明でしょう。

☆エッセイ③　性同一性障害☆

医者になった頃、よく先輩からゲイバーにつれて行ってもらった。今、わたくしの診療所にも性意識に混乱している方が、まれだがお見えになる。当時の記憶から出るわたくしのコメントは、このような患者さんになぜか理解してもらえるようで、無駄な経験ではなかったかなとも思う。

Bくんは、幼いときは女の子とよく遊んでいた。しかし、青年期に入ると指導力のある男性に過ぎた好意をもつようになった。逆に、女性にはどうしても近づけなくなった。

二十歳を過ぎたBくんは、いろいろな場面で自分の性意識の矛盾に気がつくようになり、自分は男なのだろうかと自問するようになった。悩んだ末に大学病院を受診した。もちろん染色体などの検査に異常はなく、男性としての報告を受けた。しかし、治療につながるコメントはなかった。

受精卵は、親の遺伝子（DNA）から身体をつくるのに必要な遺伝子（RNA）を選び、それで身体をつくる。最近の遺伝生物学の進歩はいちじるしく、DNAレベルの遺伝子に異常はなくとも、RNAレベルで異常が生じ、身体の機能に影響する病気が発見されてきた。受精卵の分割以降の遺伝子異常の発見である。DNAをみているのだから、染色体に異常のみつからないのは当然である。

当然、この異常は脳の機能にも影響する。しかし、このことで現在わかっている病気は他覚的に確認できる病気だけである。もし、この異常が脳のさまざまな面でも平等に起きるとすれば、脳の性意識に異常が生じてもおかしくはない。身体的には男（女）であっても、性を意識する感覚系のみに異常が生じる病気である。一般に、性同一性障害とよばれている。

残念ながら、今の脳科学は、この性感覚の偏りを客観的に把握する方法を見いだし得ていない。あくまで自己申告に頼るだけである。当然、病院を受診しても身体的検査が主になるので、結果は異状なしとなり、くやしい記憶だけが残る。

今、もしこの同一性障害に期待できる治療法を考えるとすれば、成長途上での性の認知機能を本人が受け入れやすい方法で補正するよう指導していくことになろう。

若いBくんにはまだ望みがある。

（厚生福祉　二〇一五年六月二〇日版）

第四章

こころを支える力の背景には何があるのでしょうか

こころを支える力の背景には何があるのでしょうか、ここでは、その基本的な事項を説明したいと思います。すべてのスポーツ選手に共通して求められることは足腰をつよくすることです。こころを支える機構も同じです。まず、こころを支える足腰をつよくしなければなりません。

有史以来こころの説明は、哲学と心理学と宗教で説明されてきました。しかし、科学の進歩によりこころの問題は、科学の世界を無視して解決はできなくなりました。とくにこの一〇〇年、二〇世紀後半から進歩した生物学や脳科学です。

これまでの章でも、随所に進歩した生物科学からの説明を加えてきました。ここでは、こころを支える力は、まず、健康力を基礎にしてはじめて可能であるという点からスタートします。続いて、二番目に会話力、三番目に文章力、四番目に記憶力と注意力を取り上げます。すべてが、こころを底辺から支えていく機構です。

残念ながら、ここの説明には、脳科学や生物学からの専門用語が多くはいります。理解しにくい点もあるかと思い、図をできるだけ多くしています。しかし、それでも理解しにくいところもありそうです。簡単に目をとおしてあとの章で、わからないときにふり返って読んでいただければ幸いです。

一　健康力―四つのシステムの総合力です―

つよいこころは、身体が健康であることによってはじめて成立します。その健康を支えているのは、以下の四つのシステムです。脳神経系、自律神経系、内分泌系、そして免疫系です。この四つのシステムが健康的によい状態で維持されたとき、すなわち、身体のホメオスタシス（生体の恒常性）が、バランスよく維持されているとき、こころは、ストレスに耐えるつよいこころとして機能し、活動することができるのです。

(一)　脳神経系

人もふくめイヌやネコのように四足で移動する動物の脳神経系は、中枢神経系、末梢神経系、自律神経系から成り立っています。

中枢神経系は、図4-1のように、大脳、間脳、脳幹・小脳、脊髄から成り立っています。進化にそって脳神経系は、末梢神経系から脊髄ができ、そして脳幹や間脳ができ、最終的に大脳ができてきました。大脳が進化の最終産物となります。もっとも原始的なミミズは原始的な脊髄と末梢神経だけで身体を左右に動かしながら移動しています。

脊髄は大脳と末梢神経との連絡路、小脳は運動の微調整とその記憶、脳幹は心肺機能（生命維持）のセンター、間脳は大部分が視床ともよばれ、情報を大脳から末梢へ、末梢から大脳へ伝える交通整理の役を担当しています。

この項では、脳神経系を以下の重要な四項目で説明します。

① 脳神経系の単位となるニューロン（神経細胞）の構造と機能

② ニューロンを動かしている神経伝達物質

③ こころの主体である大脳の大まかな構造と機能

④ すべての司令塔である前頭葉

① ニューロン（神経細胞）の構造と機能（図4-2）

脳神経系を構成している単位は、神経細胞です。神経細胞は、それぞれに重要な機能をもつ構造物から成り立っているため、細胞とはよばれず、ニューロン neuron とよばれます。ニューロンは脳神経系の基本の細胞であり、大脳だけで一〇億を超すニューロンがあるといわれています。

ニューロンは、生命活動に必要な物質をつくる細胞体、情報の伝達路である軸索と髄鞘（合わせて神経線維と

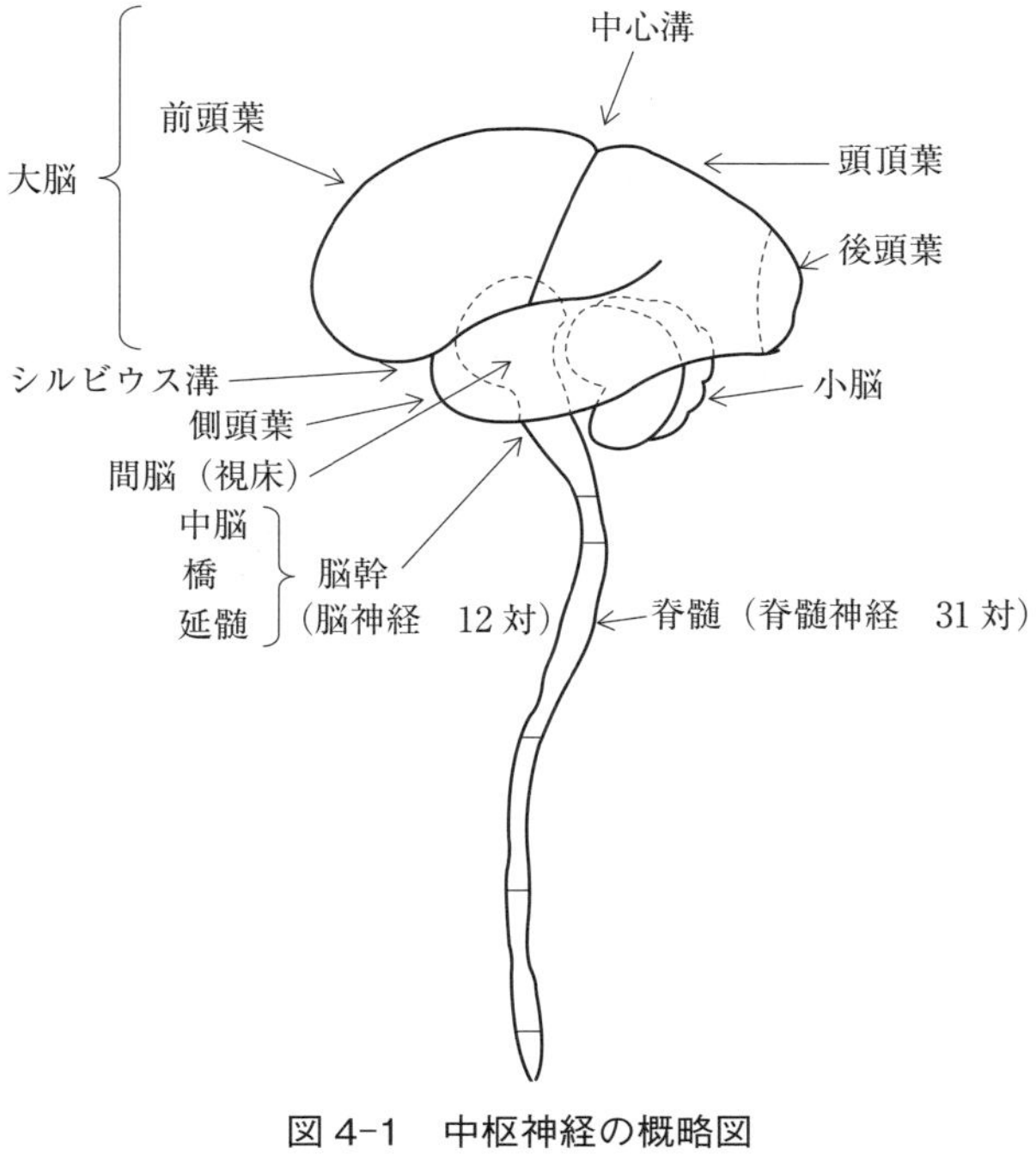

図 4-1　中枢神経の概略図

中枢神経系は、大脳（前頭葉、側頭葉、頭頂葉、後頭葉）、間脳（視床）、脳幹（中脳・橋・延髄）、小脳、脊髄から成ります。

よばれます）、情報の受け渡しをするための小道である樹状突起、そして、その先端部分で情報の受け渡しをするシナプスの四つの部門から成り立っています。シナプスとは細胞同士の間で情報を交換する接合部です。

細胞体は、ニューロンの生命活動を維持しながら、情報伝達のための神経伝達物質をつくっています。神経線維と樹状突起は、細胞体の興奮の伝達と先端のシナプスに神経伝達物質を送る輸送路を担当しています。神経線維の長さは、一ミリにも満たないものから一メートルに及ぶ長い線維もあります。情報の交換は、すべてニューロンの窓口であるシナプスで行われます。シナプスで相手のニューロンにいろいろな性質の神経伝達物質を送り、情報を伝えます。伝達物資についてはつぎの②で説明します。

しかし、情報が相手にうまく届くには、情

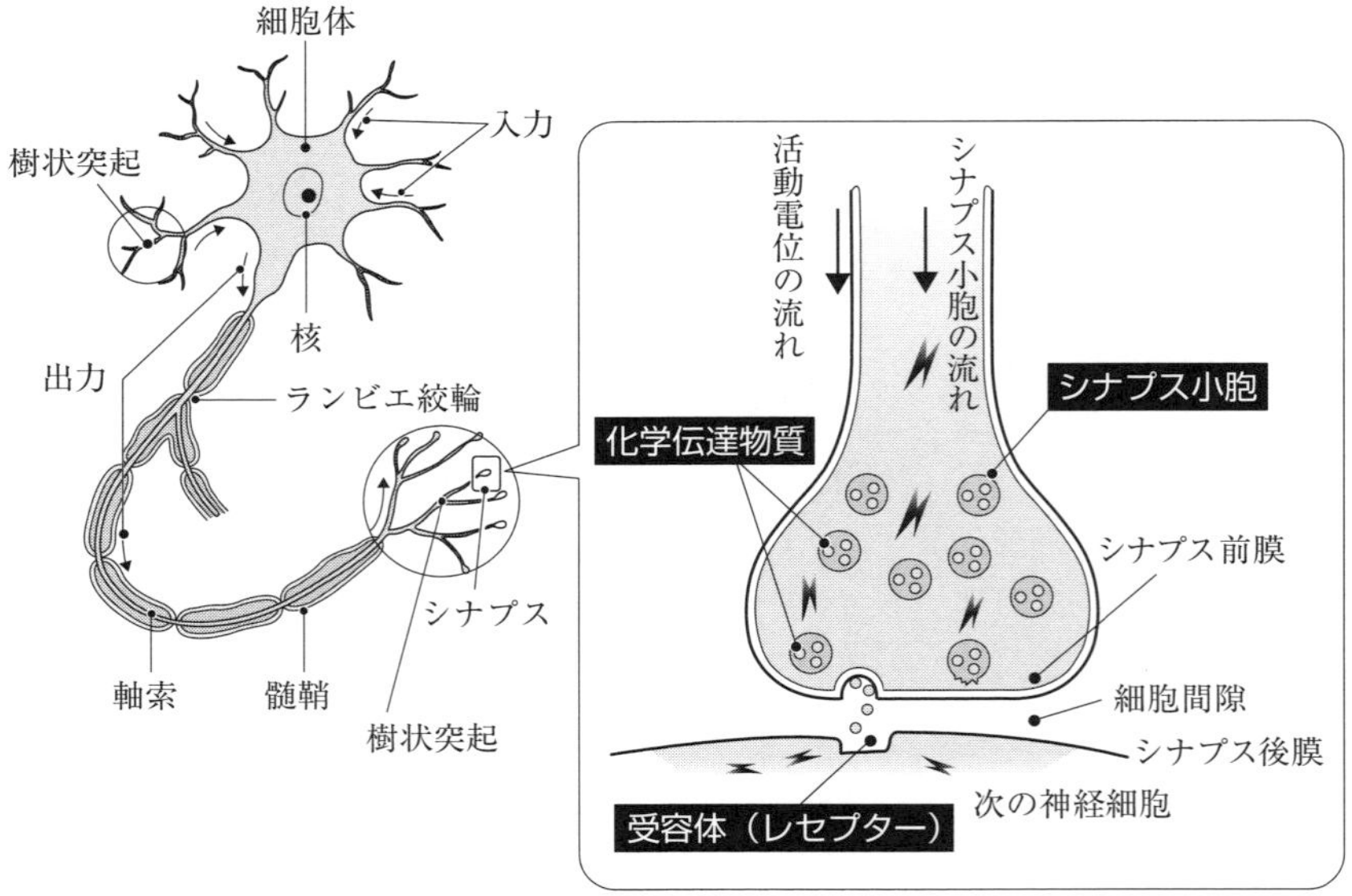

図 4-2　ニューロン（神経細胞）とシナプスの概略図

ニューロンは、細胞体、髄鞘・軸索（神経線維）、樹状突起、シナプスからなります。細胞体はニューロンの生命維持と神経伝達物質をつくり、神経線維は伝達物質の輸送と電気興奮の伝達、樹状突起はシナプスの伸展、シナプスは伝達物質の受け渡しを担当しています。

報を受けとる側の機能も重要です。ここは受容体（レセプター）といわれます。情報は伝達物質と受容体との協調によって結果がうまく機能するようにコントロールされています。統合失調症やうつ病など多くの精神神経疾患では、情報を受け取る側（レセプター）に戸惑いが生じていることがわかっています。正しい情報伝達物質をもらってもその通りに指示が伝わらないのです。なお、一個のニューロンには、数千から一万におよぶシナプスがあるといわれています。大脳だけで一〇億のニューロンですから、情報交換の場は膨大な数になります。

②　神経伝達物質（図4-3）

情報伝達物質とは、相手の細胞に情報を送るカードです。進め、走れ、止まれ、ゆっくり歩けなどのカードです。すべて化学物質です。その数は一〇〇種類をこえます。理解しておかなければならないことは、神経伝達物質は不足しても、過剰になっても脳の機能がおかしくなることです。しかも、脳内では複数の伝達物質が同時に情報を送っていることです。こころの機能はこれらのバランスの上に成り立っています。症状と神経伝達物質の関係を簡単に決められないことです。このことは、ある抗精神薬がかならずしも期待どおりの効果を現さないことでも理解できます。

ここでは、こころの機能に大きく影響するドパミン、セロトニン、ノルアドレナリン（ノルエピネフリン）、アドレナリン（エピネフリン）、GABA（γアミノ酪酸）について述べていきます。

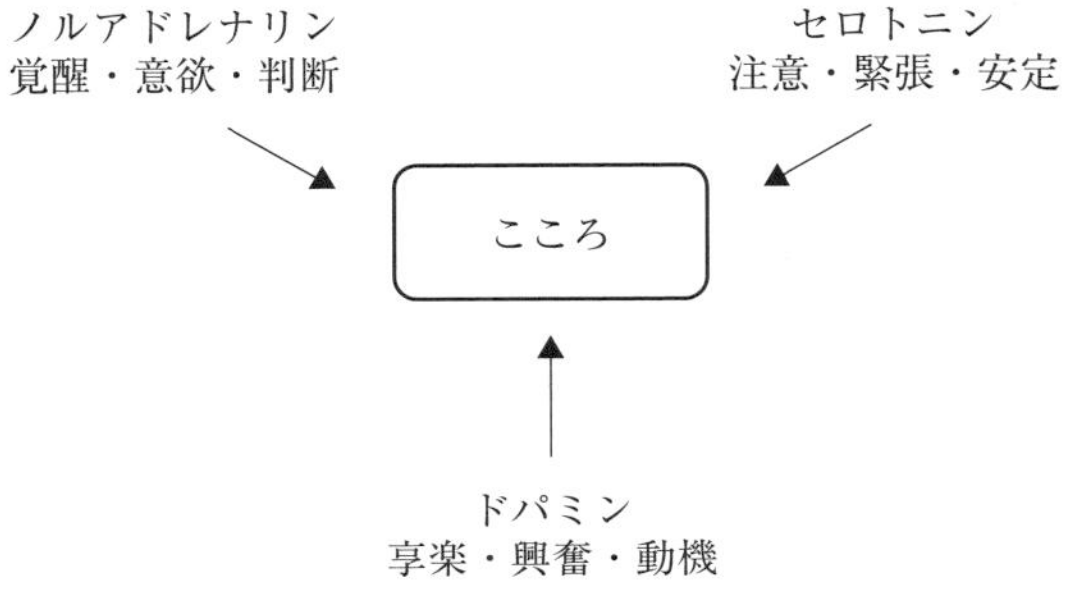

図4-3　こころの機能に関係する神経伝達物質

ドパミン、ノルアドレナリン、セロトニンは、こころを動かす中心的な物質です。3者は単独行動をとるのではなく、共同して、大脳皮質、辺縁系、基底核に作用しこころを動かしています。

ドパミンは、アミノ酸のフェニルアラニンからの代謝産物です。脳の中では、中脳の黒質を中心にドパミンを産出するニューロンがあり、ここから大脳の各所に気力のカードが送られています。ドパミンの基底核への不足は有名なパーキンソン病をおこします。逆に、辺縁系への過剰は幻覚や妄想状態になり、統合失調症と関係します。また、麻薬による刺激で依存症となります。

ノルアドレナリンは、ドパミン→ノルアドレナリンの代謝経路で作られます。脳幹の青斑核という部位のニューロンで作られ、脳を覚醒に作用し、ストレスに対抗します。アドレナリンはノルアドレナリンから代謝されてできますが、自律神経に作用し、同じくストレスで血圧を高めます。

セロトニンは、トリプトファンからの代謝産物です。中脳の縫線核という部位で作られ大脳におくられ、脳に落ちつきと安定感をもたらします。枯渇するとうつ病や不眠症になります。乳幼児期に虐待を受け、セロトニン不足が続くと脳の成長に影響し、わずかの刺激に抑制ができず過剰に興奮することがわかっています。

GABAは興奮の抑制に関与しています。てんかん抑制やうつ病の薬として期待されています。図は、ドパミン、ノルアドレナリン、セロトニンの三つの重要な神経伝達の相互作用をおおまかに示した図です。

③　大脳の構造と機能（図4-4、図4-5、図4-6）

大脳は、前方から前頭葉、頭頂葉と側頭葉、そして後頭葉の四つに

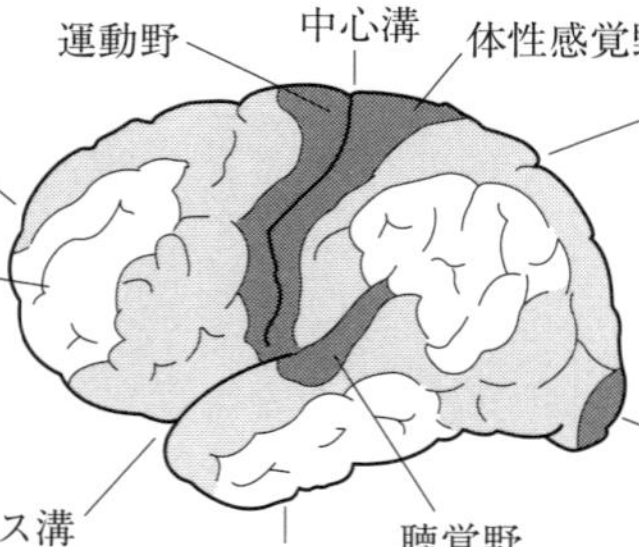

図 4-4　大脳（表面）

大脳は4つの部門からなり、後頭葉と頭頂葉は視覚情報、空間的情報を、側頭葉は聴覚情報と記憶を、前頭葉は全体を統括し、こころを動かしています。

分けられています。図4-4のように後頭葉を除き、あとの三つは、中心溝とシルビウス溝とよばれる大きな割れ目で分けられています。後頭葉は小さな溝で分けられます。

大脳は、表面の皮質と内部の白質、白質の中にある細胞集団からなります。

皮質には、ニューロンの細胞体が集まっています。灰色をしており灰白質ともよばれます。大量の細胞のために大脳はしわ（溝）をつくり、コンパクトに皮質をまとめています。この溝を平らに広げると二平方メートルほどになります。ほぼ畳一枚分です。大脳の溝は、人によって変化が少ないためドイツの神経学者コルビニアン・ブロードマン（一八六八〜一九一八）は、溝で囲まれている部分に一から五二の番号をつけ、研究の討論に利することを提案しました（一九〇九）。大脳の番地制です。いまでもこの番号は利用され、「ブロードマンの四五野」などとよばれています。

人の大脳皮質は、進化・発生的に三つの領域に区別されます。図の黒い部分、灰色の部分、白い部分です。黒い部分が進化的にもっとも旧い部分です。外からの感覚刺激を受けとめる部分（一次感覚野）と、逆に、末梢の器官に命令を送りだす部分（一次運動野）となります。家でいえば門や玄関です。灰色部分と白い部分は連合野とよばれます。連合野のニューロンはひとつのニューロンが多くのニューロンとシナプスでつながり、高度の情報処理を行っています。中でも白い部分は、人だけがもっている特別に進化した部位で、理解や認知、計画や創造などより複雑な機能に関与しています。新々皮質ともよばれます。

連合野のニューロンは、生まれたばかりの脳では相互のつながりが少なく、機能的に鈍いのですが、外部からの刺激をうけ樹状突起を小枝のように伸ばし、シナプス結合を充実させ、新しい連絡網をつくっていくと迅速で、機能的になります。お母さんが、「さあ美味しいミルクだよ」と声をかけ、ミルクを飲ませてくれると、お母さんの声刺激と瓶の白い視覚刺激とミルクの味覚刺激が、脳の中でそれぞれに関係するニューロンを連結させ、その後は、声からでも、視覚からでも、味覚からでも「ミルク」ということばが連結することになります。

ニューロンの結合は、経験や学習によってつくられていきます。第三章でふれました可塑性 plasticity です（六〇頁参照）。シナプス同士の新しい結合です。可塑性は、よい環境でのよい刺激でよい機能を育てます。逆に、虐待や悪い環境では悪い学習をしてしまいます。なお、可塑性には脳の場所で刺激に反応しやすい感受期が異なります。感受期が最後まで続く部位は前頭葉です。人格や知性を育てる領域です。五十～六十歳になっても成長を続けています。

大脳の内部は白い色をしています。神経線維で埋められています。白質とよばれます。神経線維は、皮質ニューロンの間を縦横に走ってつなぎ、ニューロン間の情報交換を取り持ちます。

大脳は、左右の半球に分かれています（図4-5）。左半球は、右半身の運動と感覚に関与し、右半球は、左半身の運動と感覚の機能につながっています。したがって、左の大脳が侵されると右の手足にマヒがきます。右半球の場合は左半身マヒです。

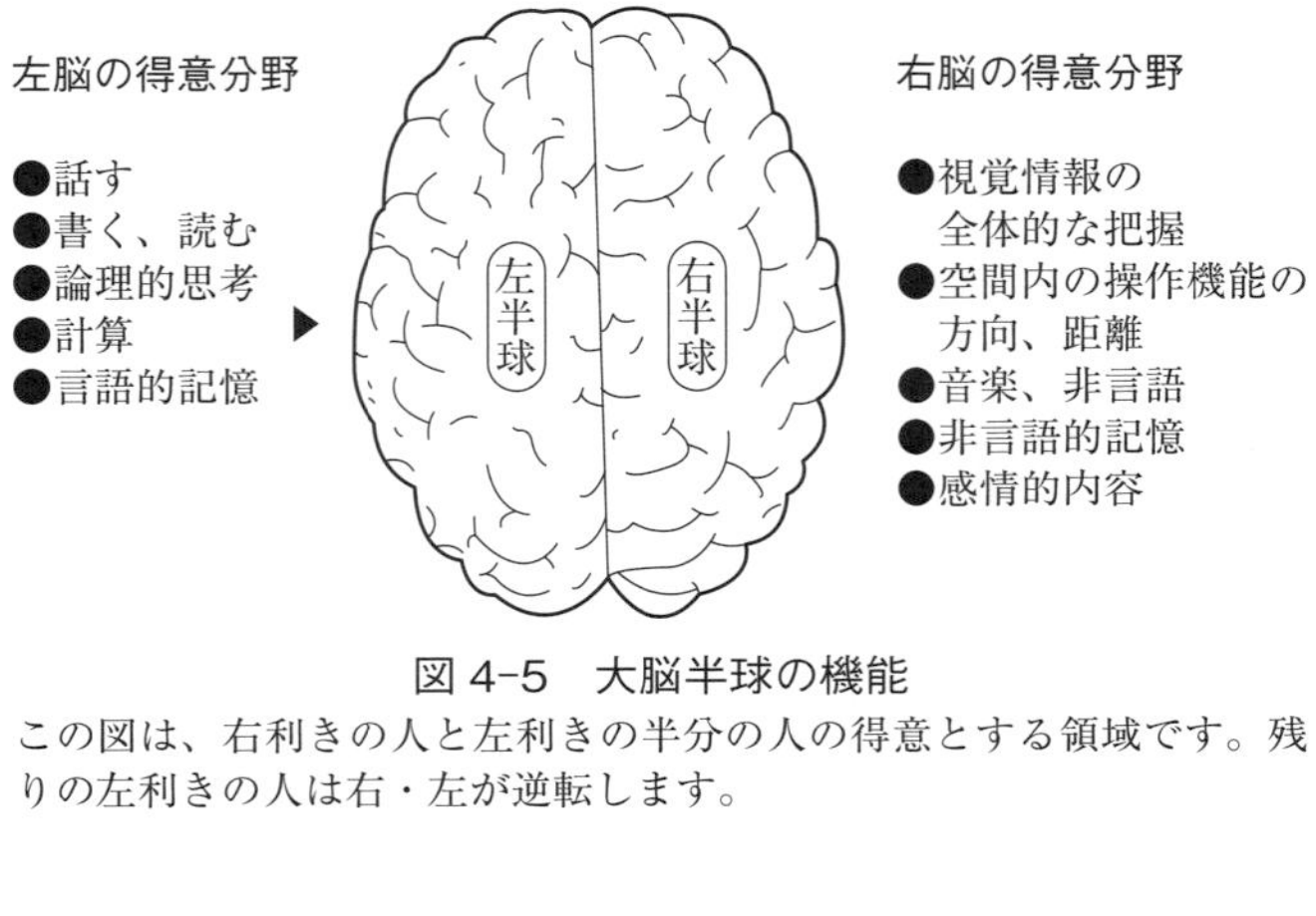

図4-5　大脳半球の機能
この図は、右利きの人と左利きの半分の人の得意とする領域です。残りの左利きの人は右・左が逆転します。

この左半球と右半球は、左右の身体を交叉的に支配しているだけでなく、機能的な特色ももちます。右利きの人では、左半球が、学習、ことば、計算などの処理を、右半球は音楽、絵画、表情など空間的処理と感情的把握を得意とします。左半球は論理的で、右半球は心情的といわれる所以です（図4-5）。大脳には二つのこころがあるともいえます。

この両半球は神経線維で結ばれています。情報を互いに連絡しあって、適切な反応をつくることになります。両半球を結ぶ線維の束は大きく脳梁とよばれます。

両半球の内面には、折りたたまれたように脳幹を取り囲んでいる特殊なニューロンの集団があります。辺縁系とよばれます（図4-6）。ここは、進化的に旧いニューロンから構成されています。本能に関係する領域です。情動、食欲、性行動、記憶などの機能を担当します。扁桃体、帯状回、海馬などとよばれる細胞集団です。それぞれが特殊な機能を担当しています。扁桃体・帯状回は情動に、海馬は記憶に関係します。この領域は、大脳の前頭葉とつねに連絡をとっており、本能の表出には前頭葉からいろいろな配慮が加えられていきます。同じ悲しみでも、静かな悲しみであったり、大声での悲しみになったりします。

なお、大脳の内部には、辺縁系のほかに皮質から独立した別のニューロン集団があり、基底核とよばれます。被核、尾状核、淡蒼球、黒質などとよばれ、運動機能の調節と運動の記憶を担当しています。手に覚えさせる記

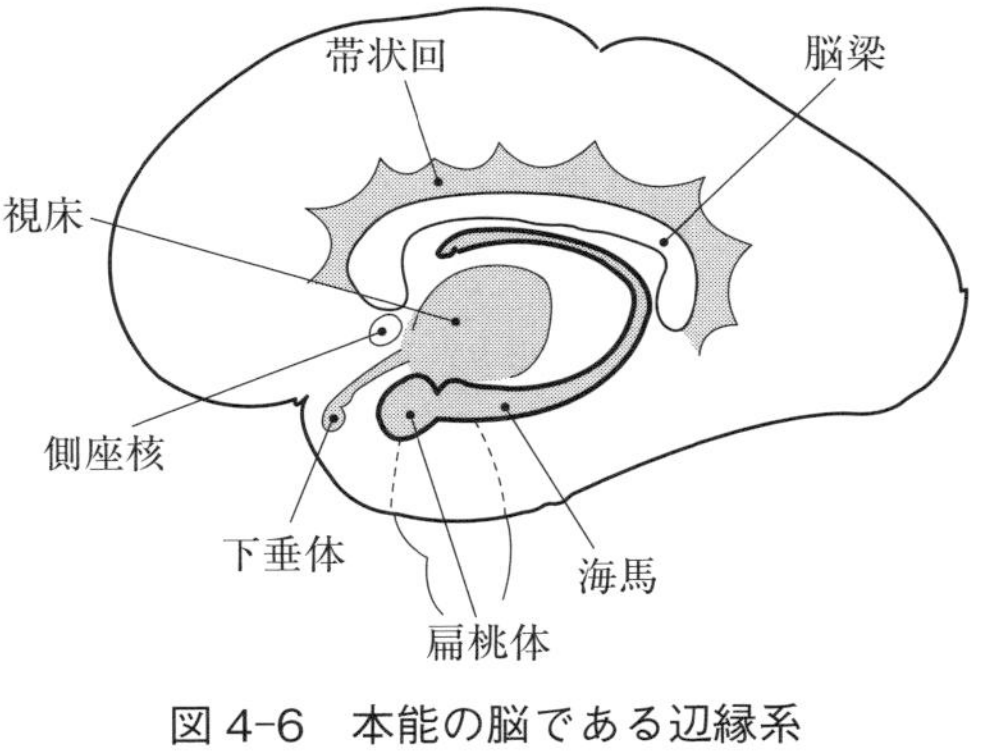

図4-6　本能の脳である辺縁系

大脳半球の内面にあります。扁桃体と帯状回は情動、海馬は記憶のセンターです。側坐核はドパミンの影響をうけ、麻薬などの依存症に陥ります。視床は辺縁系ではありませんが、深く関連します。

憶です。この章の第三節で述べます字の筆記手順を記憶する場所です。第四節で述べます手続き記憶の場所です。

④　すべての司令塔である前頭葉（図4-7）

人の前頭葉は、大脳の四〇パーセントを占めています。すでに述べましたように前頭葉は、大脳の中でもっとも進化した領域です。したがって、動物の中で前頭葉の占める比率が大きいほど進化している動物ということになります。二一世紀は、前頭葉の時代といわれる所以です。前頭葉は全身の脳神経系を支配しています。

前頭葉の中で、もっとも高度の機能を担当している部位は前頭前野（背外側部）です。図4-4の前頭葉の白いところです。脳に入ってくるすべての情報とつながっており、身体のすべてを支配していると考えられています。人びとはなんらかの課題が生じたとき、関連する多くの情報を整理し、思考し、反応を計画し、実行に移し、課題を解決しています。この過程には多くの情報を頭の中で短期的に出し入れしながら計画を立てていくことになります。一九七四年、ベッデリー・Aとグラハム・Hは、この機能を作動記憶（ワーキング・メモリー working memory）として説明しました。この作動記憶は、意欲、思考、創造、独創、計画、活動などの思考に関係していると考えられています。

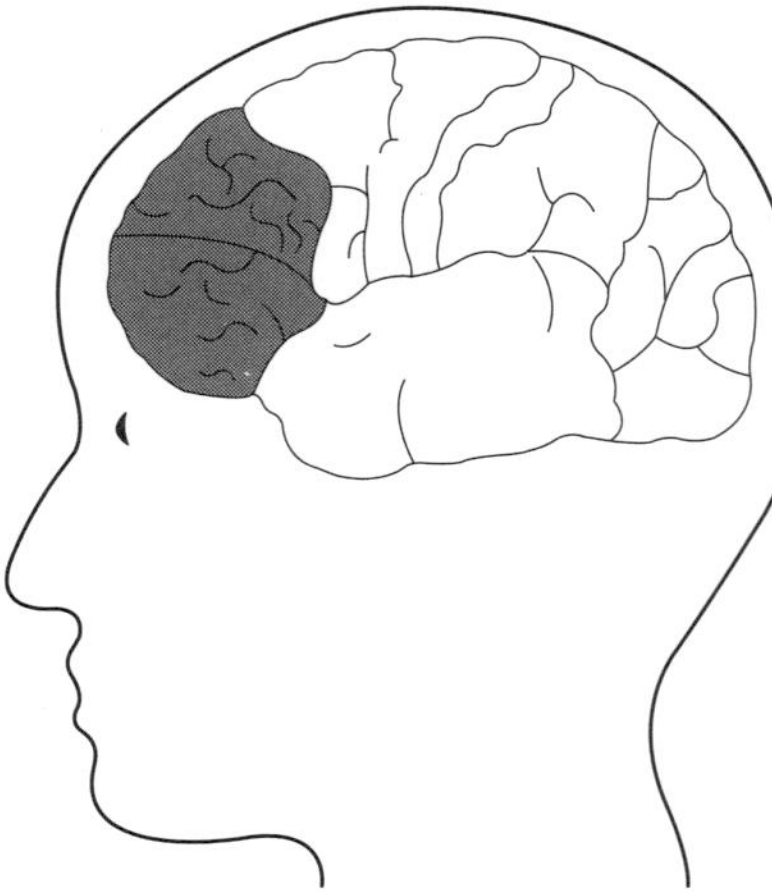

図4-7　神経系のリーダーである前頭葉

前頭葉は40歳を超えても成長しています。ここに書かれている内容はすべて大人に求められている機能です。

一方、眼窩部の前頭前野も重要な機能をもっています。性格や人格と関係します。辺縁系の衝動性を抑え、ストレスに耐える機能を担当します。非道徳的な行動の抑制を行います。すでに述べましたように、幼児期での母子の深い愛情的接触（マザーリング）がこの部位の成長を助けていくと考えられています。ネグレクトの恐ろしさです。

結論的に、前頭葉は、知性、感性、理性のセンターです。道徳性や責任感のセンターでもあります。前頭葉のこれらの機能はこころの機能に深くかかわっています。前頭葉は、幼児期から成人前期にいたる期間での体験と学習、そして、努力によって成長していくことになります。良き人格者へのチャレンジです。

（二）自律神経系（図4-8）

自律神経系は、無意識に、自律的に全身の機能のバランスを維持しているシステムです。

自律神経のセンターは、間脳（視床）の下方にある視床下部と脳幹・脊髄にあります。ここを通して、自律神経系は、全身の臓器、血管、分泌腺に神経線維を送り、内外の変化をチェックし、変化に対応して体温維持や、心臓の拍動や血圧などの調整を行っています。寒いと鳥肌がたち、発汗をストップし、体温が逃げないようにします。逆に、暑いと汗をだし、それが蒸発するときに皮膚の温度を下げることになります。緊張すると心臓の拍動が早くなり、末梢の血

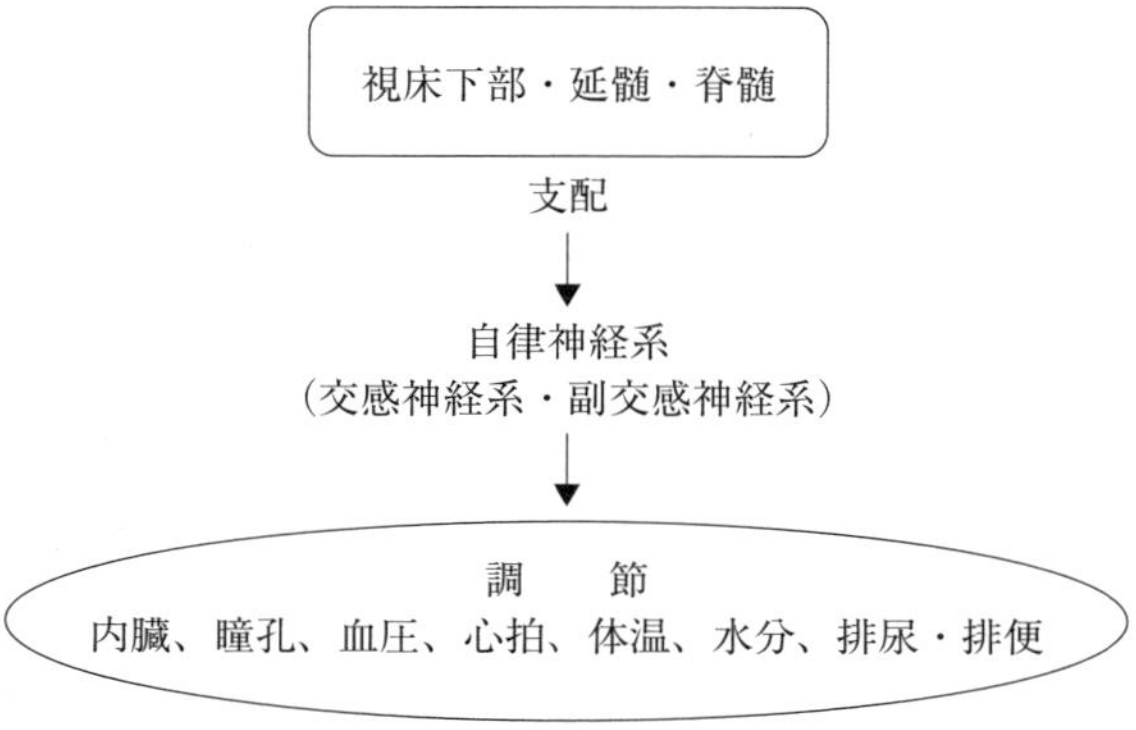

図4-8　身体をまもる自律神経系
自律神経系は、すべての動物がもっています。

管が収縮し、血圧があがります。

自律神経系は二つのシステムからなっています。興奮の交感神経系と消化や睡眠をたすける非興奮の副交感神経系です。緊張すれば、交感神経系が血圧をたかめ、思考や創造の意識をたかめ、ゆったりしている時は、副交感神経系が消化器系に血液を流し、消化酵素の分泌を増やし、眠気をおこさせます。交感神経系はノルアドレナリン（ノルエピネフリン）を分泌し、副交感神経はアセチルコリンを分泌しています。

このように内外の変化に対応して身体の内部環境を一定に保つ調節は、ホメオスタシス（homeostasis 恒常性）とよばれます。

自律神経系の興奮と非興奮は、結果としてストレスにふかく関係することになります。ストレスにより交感神経系が興奮すれば、血圧を上昇させ、空腹感を感じさせません。人は、自律神経系を自分でコントロールすることはできません。異常なストレスによって、こころが、意識できないまま環境にふり回されてしまうこともあります。しかし、努力によってこの系を安定的に機能させることも可能です。食事を含めた生活リズムをきちんと保ち、日頃から気持ちを平穏に保つ生活をこころがけることです。自分に合ったこころを落ち着かせる生活の習慣化です。

（三）　内分泌系（図4-9）

身体には、無意識に、自律的に全身のホメオスタシスをとっているシステムがもうひとつあります。内分泌系とよばれます。自律神経系が早い反応をとるのに対し、内分泌系はゆっくりと反応します。内分泌系の器官は、甲状腺や副腎皮質などとよばれる臓器です。内分泌系から分泌される物質はホルモンとよばれます。内分泌とよ

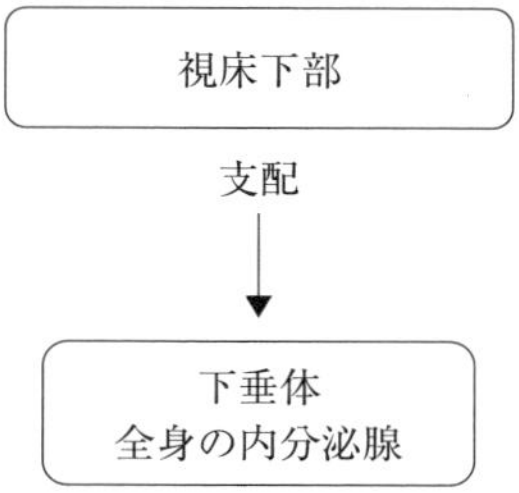

神経ホルモン

成長ホルモン（成長）、プロラクチン（授乳）、バソプレシン（感情）
グルココルチコイド・ACTH・オキシトシン（ストレス）
メラトニン（睡眠）、甲状腺ホルモン（意欲）、オレキシン（摂食）
テストステロン・エストロゲン（性刺激）

図 4-9　身体をまもる内分泌（ホルモン）系

ホルモンは、腺細胞から分泌され血液とともに全身の細胞に送られ作用します。自律神経系はシナプスを通して相手の細胞に作用します。しかし、ホルモンの中には神経系と区別しにくい化学物質もあります。図の下段に神経ホルモンとしておもな物質とその機能を挙げています。

ばれる所以は、身体の中に分泌するものという意味から名付けられました。なお、外分泌は汗などです。ホルモンの語源は、ギリシャ語の配達人に由来します。

内分泌系のセンターも視床下部にあります。ここで体内のホルモン濃度を感知しています。視床下部は、自律神経系と内分泌系のセンターなのです。

内分泌系のシステムは、視床下部が体内のホルモン濃度の過不足を感知し、不足に応じて、内分泌系が視床下部も含めて全身の内分泌器官に分泌をうながして反応するシステムです。内分泌器官は、それぞれ腺とよばれる細胞群をもっており、その細胞をつかってホルモンとよばれる化学物質をつくり、血液内に分泌し、それを全身に運びます。五〇種を超すホルモンが知られています。神経系と関係の深いホルモンは図の中に書かれています。

内分泌系も、自律神経系と同じように、こころのホメオスタシス維持にふかく関与しています。ここもストレスに大きく影響されます。

したがって、ここにも生活上での自律性が求められます。食事は、内容に過不足なく適当量にし、サーカディアン・リズムを守り、その生活態度を習慣化する姿勢が大切です。

(四) 免疫系 (図4-10)

免疫系とは、外から侵入してくる細菌やウイルス、がん細胞などを自己ではないと認識し、それを排除し、生命を守るシステムです。

免疫系は二つのシステムをもっています。ひとつは自然の回復力で、傷口に侵入してくる細菌を殺す生まれつきの防御反応です。自然免疫系とよばれます。マクロファージと白血球がその代表です。あとひとつは、T細胞やB細胞などとよばれるリンパ球系の免疫細胞です。侵入する異物を免疫グロブリンという抗体で排除します。獲得免疫系とよばれます。

免疫システムがこころの健康に関係することについては、二十世紀の後半、ストレスが、精神的な影響だけではなく、人の免疫機能を弱めてくる事実から注目されました。副腎皮質のグルココルチコイドがT細胞やB細胞を脆弱化するので

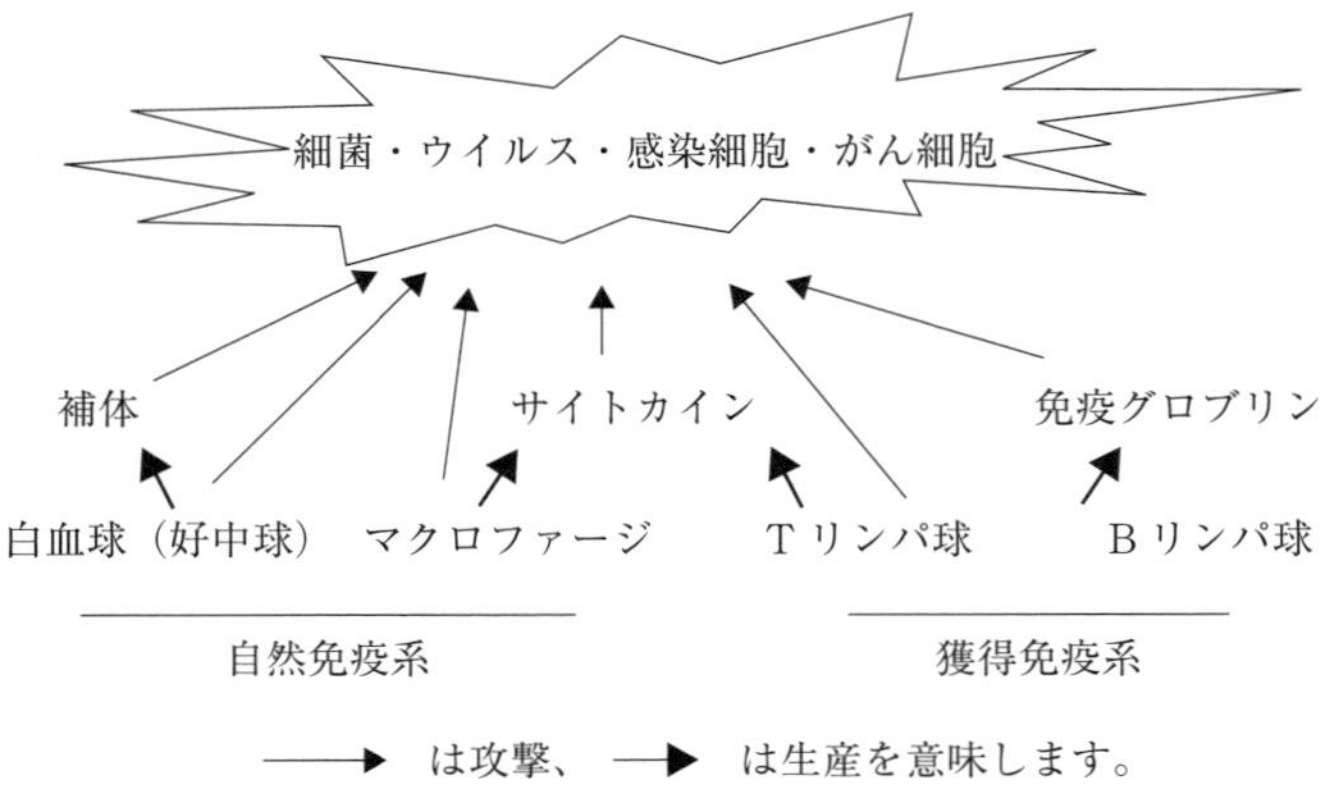

図4-10　身体をまもる免疫系
身体をまもるシステムです。自律神経がシナプスをつかい、内分泌系が分泌システムをつかい身体をまもるのに対し、免疫系は免疫細胞をつかって身体をまもっています。

す。マクロファージなどから分泌されるサイトカインとよばれる特殊なタンパク質も精神機能を弱めていきます。

免疫系の保全も、自律神経系や内分泌系と同じく日常生活での自律性です。自律性を習慣化させた生活です。

二　会話力 ― 聞く力を育てましょう ―

会話は、こころを相互につなぎとめる上でもっとも重要な機能です。会話力とは、聞いて、うまく話しができることです。その中でももっとも重要なことは聞く力を育てることです。

(一)　聞く力 ― ことばから相手を知ろう ―

人が、ことばを話せるようになったのは、今から十～二十万年ほど前にアフリカ中部に発生したホモサピエンス（新人）からだといわれています。その理由は、突然変異によって頭蓋骨を作っている扁平状の骨と骨の間が新生児では開いており、乳幼児期に脳を大きくするゆとりができたからです。子どもの脳の重量は、生まれたときは三百～四百グラムです。三歳で大人の脳の七五パーセント（千百グラム）、五歳で九〇パーセントの千三百グラムになっています。人は、この脳の増大に対応して頭蓋骨を広げることができたのです。その結果、前頭葉と側頭葉がとくに大きくなれたのです。小学校に入学するまでに脳はその骨組みを作りおえています。ことばにとって、もうひとつ重要な進化は、下あごの骨が後下方に移動したことです。これにより口腔内が広がり、いろいろな音を出せるようになったといわれています。ホモサピエンスの前に地球上にいたネアンデルタールには、このような変化がおこらなかったため、彼らはことばを話せなかったといわれています。

最初、ホモサピエンスは、歯と舌をつかっていろいろな音をだしていたのでしょう。それが自然に情報伝達の道具になっていきました。自然言語 natural language といわれます。自然言語は、アフリカに生まれたホモサピエンスがいくつかの部族に分かれるとともに、それぞれの民族の自然言語になりました。ギリシャ語、ラテン語、ゲルマン語、中国語などです。この現象は、ことばのクレオール化（creole 混交現象）とよばれ、民族のことばはこのような過程で作られていったと考えられています。日本民族もクレオール化によって日本語をつくったのです。

会話は、「聞く・話す」の両機能によって行われます（図4-11）。その中で、こころをつよく育てるには、聞く力を育てることにあります。人の話しをただしく聞けることは、まわりの状況と自分の立場をただしく把握できることになります。親や先生からのコメントをただしく聞くことができれば、親や先生に自分の気持ちをただしく伝えることもできるのです。

また、ただしく受け止めるには、冷静さも必要です。冷静であることは、聴覚からのことばだけでなく、視覚や触覚など五感からの情報も同時に把握でき、判断の資料にすることができることになるからです。ことばの意

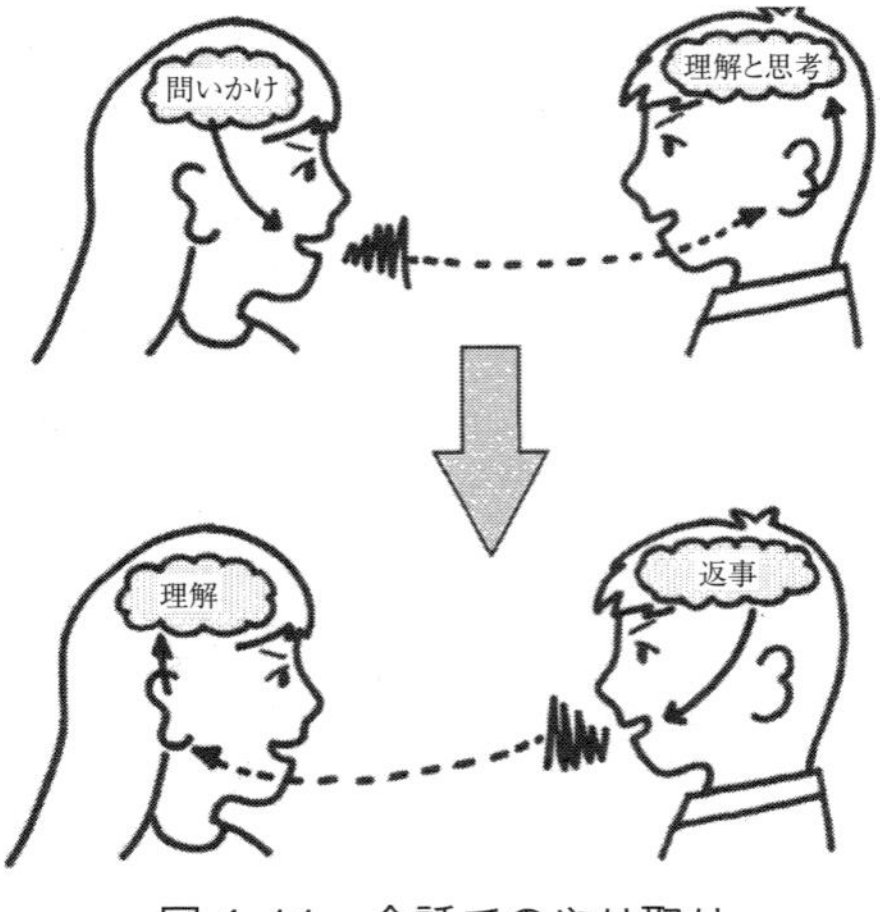

図 4-11　会話でのやり取り
ここでの会話は、相手からの問いかけ、その理解と返事つくり、そして表出の流れと理解までの過程を図示しています。

味をただしく理解するには、聴覚からの刺激だけでなく、視覚や触覚など五感からの刺激が同時に受け止められていくことが大切なのです。これは統語的認知 syntactic cognition とよばれます。人は、相手のことばと表情をただしく把握できれば、つぎに自分が使うことばにも正しい意味処理ができ、それがつぎの理解や情報伝達に役だっていくことになります。乳幼児期での豊富な会話と遊びの大切さが強調されるのはこの理由からです。乳幼児期がこの能力の感受期なのです。

会話でのことばを聞く領域は、優位半球の側頭葉の後方にあります。発見者の名前にちなんでウェルニッケの言語中枢とよばれます。相手のことばを聞き、その内容をウェルニッケ領域で理解することになります。理解は、周囲の角回、縁上回とよばれる領域を含めて行われます。ここには視覚や触覚からの情報も入ってきており、それらの情報を総合的に把握することになります。総合的に把握することで、ことばの意味をただしく理解することになります。統語的認知です。

会話で相手の目と目を合わせるのも、顔の表情などことば以外の情報を同時に知ることになります。相手の目を見て話すことは、誤解をふせぐ意味で重要です。目を合わせる能力にも感受期があります。発達心理学者のD.ウィニコットは、「赤ん坊がみている。しかし、それだけではない。母親の眼差しの中に映っている自分を見ている」と乳児期の母と子の見つめ合うことの重要性を強調しています。

人間関係でストレスに悩む方の訴えの中には、ときどき聞く力の拙さが原因ではないかと思われる方がいます。自分の思っていることを早くいいたいために聞くことに注意が集中できないのです。ここでつまずけば、誤解が生じ、相手とのコミュニケーションがおかしくなります。相手が話したことばをよく理解できなかったときは、そのことばをこちらから反復して確認することも、コミュニケーションをうまくとる上では大切な方法です。ステファン・R・コヴィー（一九三二〜）は、正しく聴くことができれば相手から誤解されないと述べ、聴くには「相手の感情も含めて聞く、注意して聞く」の二点の重要性を強調しています。相手のことばをただしく理解できたとき、人は自分の行動にも自信がもてるのです。

(二) 話す力 ―ことばに気持ちを重ねよう―

ことばを話す脳の部位は、前頭葉の後方にある言語中枢のブローカー領域を中心に作られていきます。多くの人のブローカー領域は左半球にあります。

聞いて理解されたことばは、前頭葉にはこばれ、応える内容が前頭葉を中心に考えられ、そのことばはブローカー領域に送られます。ブローカーの言語中枢は、話す内容を文法的に調節し、ことばとして相手に伝えることになります（図4-12）。

なお、表出されたことばは、同時に自分の鼓膜を通して再び自分のウェルニッケ領域に戻ってきます。そこで、子どもは自分の発したことばが正しく表現されたか否かを確認することになります。間違ったことばを話したときには、いいなおしが行われます。会話によるコミュニケーションは、前頭

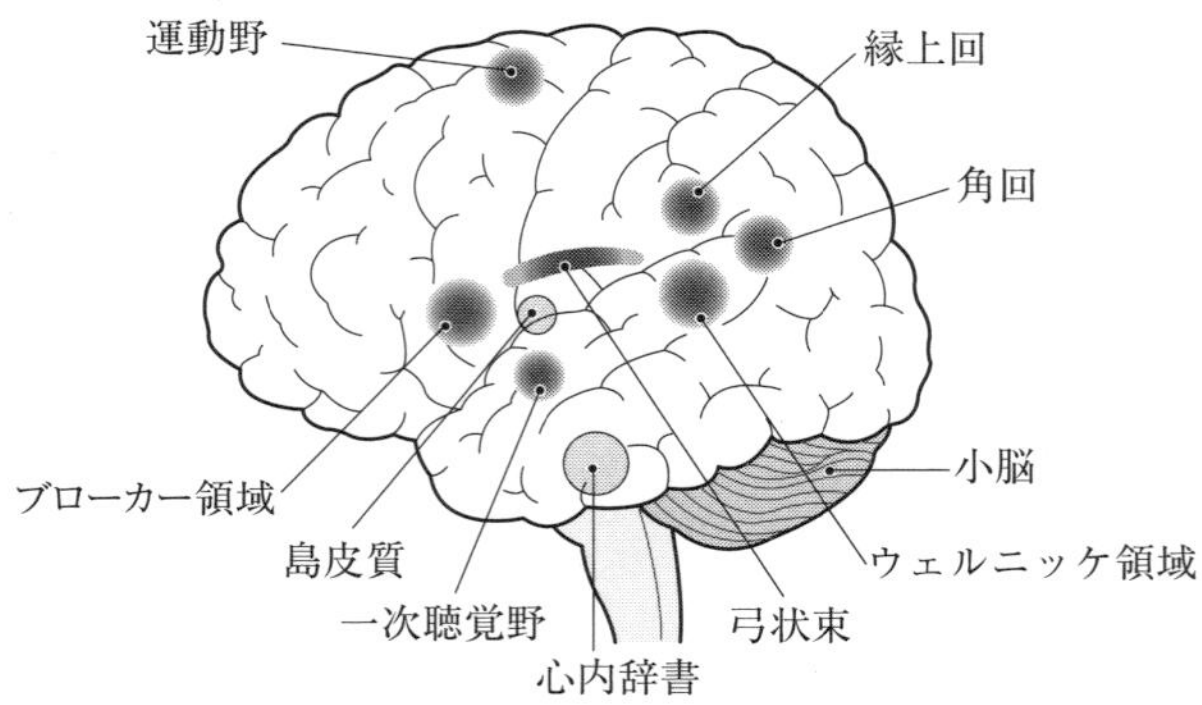

図 4-12　脳内での会話の流れ

相手からのことばは、一次聴覚野 → ウェルニッケ野 →縁上回・角回での理解 → 応答の選択（心内辞書） → 弓状束を通して文章の作成（ブローカー） → 気持ちの添加（島皮質） → 発声（運動野）で進みます。

葉を中心にして大脳全体を取り込みながら行われていくのです。

なお、ことばの表出にも感情が込められねばなりません。怒っていることば、やさしさを込めたことば、悲しい気持ちのことばなどです。ことばに感情をこめる領域はブローカー領域の近くにあります。前頭葉と側頭葉の間のシルビウス溝とよばれる大きな溝の奥に隠れるようにして、島《とう》とよばれる特殊な皮質領域があります。ここは、感情の中枢である辺縁系の扁桃体に連絡しています。扁桃体からの気持ちをここのニューロンがことばに色をつけるのです。歌手が気持ちを込めて歌うときはこの領域をフルにつかっています。もちろん、そこには表情や手指の動きもその気持ちに沿って動きます。

会話では、このようにことばを聞く、理解する、反応の内容を思考する、反応のことばを選ぶ、文法的にただしく構成する、感情をこめて声にだす、という過程をとることになります。この流れの中でもっとも重要な部分は、はじめに述べましたように聞いて理解する過程です。理解には、ことばの意味だけでなく、相手の声に含まれる辺縁系からの感情、表情なども含めて理解することになります。

三　文章力―こころを強くします―

文章力とは、文章を読む力と文章を書く力を合わせたことばです。読む力は、日本語によって知識を学び、学んだ知識をつかって思考することを可能にします。思考は、自分に語りかける内言となります。内言の充実は、前頭葉を育て、こころの充実につながります。読書力です。古代ギリシャのプラトンは、師であるソクラテスの話すことばを聞き、記憶し、それを文章として後世に伝えました。いまも随所にのこる彼のことばは、二千年を過ぎても語り継がれています。文章は、人のこころに大きな影響を与えるのです。こころをつよくします。会話では、聞く力の重要性を述べました。文章力でも、読む力の重要性があります。とくに学童期や青年期での読書です。

(二)　読む力（読書力）――音読の重要性――

日本語は、「かな・カナ」の文字と漢字からできています。「かな・カナ」は、一文字が一音韻です。ひとつの文字には意味がありません。多くは複数の文字をつなぐことで意味を表してきます。サルは、「サ」と「ル」から成ります。「サ」や「ル」には意味がありません。しかし、「サル」は意味をもちます。

日本の子どもたちにとって、「かな・カナ」は一文字が一音韻のため、早くから読めるようになっています。文字を読む学習のスタートは、文字を声に出すことです。デコーディング decoding といいます。符号を解くという意味になります。三～四文字のかな文字で書かれた単語では、声を出しながら続けて読むことでその意味が理解できます。字を学びはじめた子どもが、「りんご」と書かれた文字の一文字、一文字をだまって見ていたら意味はあいまいになります。声にだして読むとき、子どもの耳にはその音が「りんご」と連なって聞こえ、美味しいりんごを理解します。これで、ことばと文字の統合的理解ができることになります。

一方、多くの漢字はひとつの文字が意味をもっています。表意文字です。「木」は実際に存在する「木」のもつイメージから作られました。そこから「林」ができ、「森」ができています。それぞれに意味が理解できます。しかし、外国人にとっては、日本語ほど読みにくい文章はありません。理由は、漢字の読み方の複雑さにあります。音読みと訓読みです。「森」はモリと読んだり、シンと読んだりします。重箱読みなどもあります。

日本語の特徴には、かな文字が文法上での位置を決めてきます。「わたくしは」「わたくしの」「わたくしに」は、英語の「I」「my」「me」です。日本語は「わたくし」という単語に「は、の、に」をつけただけです。英語では文字も変わり、音もかわります。英語は後のエッセイ⑤に書かれているように屈折語といわれ、日本語は膠着語といわれます。

では、脳は、文字をどのようにして読んでいるのでしょうか。図4-13で説明いたしましょう。文字は絵とおなじく目の網膜に映ります。網膜細胞の興奮は、形として視神経をつたって後頭葉の一次視覚野に入っていきます。一次視覚野では、まだ文字とは知覚されません。感覚のレベルです。周辺の二次視覚野（連合野）の協力により文字だと知覚することになります。

しかし、文字の形をみているだけでは、その意味はわかりません。文字を習い始めた小学生に先生が音読をうるさく命じるのは、音読によって連なったその音が、音声として自分の脳に入ってくることで文字の意味を理解できるからです。音声が理解の順位として優先するのです。これは、歴史的に話しことばが文字ことば

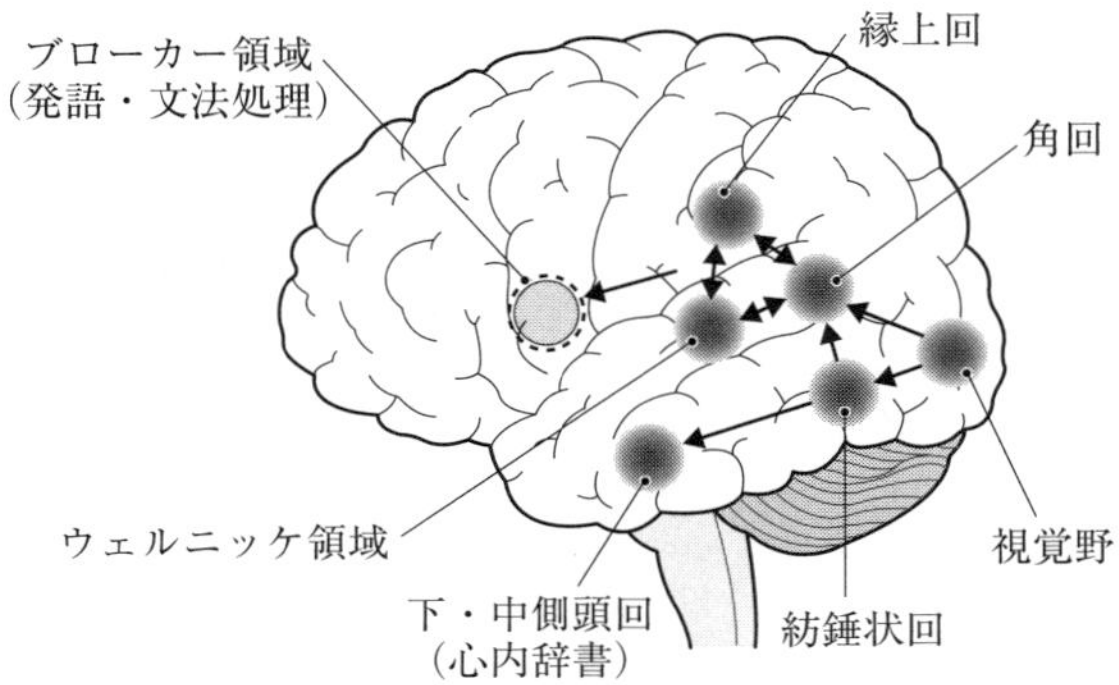

図4-13　文章を読み、作文する脳内のルート

読むのは、一次視覚野に網膜からの文字映像　→　二次視覚野で文字の把握　→　紡錘状回で漢字の確認　→　縁上回・角回・ウェルニッケ領域で単語の理解　→　心内辞書を利用して文章の理解　→　ブローカー領域での文法理解となって文章を読むことになります。
作文は、前頭葉を中心に内容の構想　→　心内辞書を利用してことばの選択　→　紡錘状回で漢字の選択　→　前頭葉で文法処理　→　文章化　→　運動野での筆記となります。

より早く確立されたからです。話しことばが五万年の歴史に対して、文字は二千五百年の歴史しかありません。文字ことばは、音読によって聴覚から情報を送ることで、はじめて文字の意味を理解し、学習することになるのです。この文字理解の統合場所は、会話力で述べた角回・縁上回が中心になります。子どもたちは、音読によってはじめて文字の意味とことばの意味とをこの領域で統合させ、理解することになります。

漢字の学習もまず音読からはじめます。音読の声によりその単語が角回・縁上回で理解されるからです。漢字の読みは、かな文字とは異なります。漢字の字形の理解とその記憶は、側頭葉の後下部の紡錘状回にあるとされています。漢字は、音読でことばの意味を角回・縁上回で理解し、字形の把握は側頭葉の紡錘状回で行われていると考えられています。ウェルニッケ領域と角回・縁上回領域、そして、紡錘状回の三点ルートで漢字は統合されて、理解に進むことになり、かつ保存されていきます。漢字の訓読み・音読みも、なんども音読をくりかえすことで理解につながり、記憶していくことになります。小学校時代での漢字の音読は必須の教育なのです。

なお、大人は黙読をします。若い時に努力した音読の学習によって、字形をみるだけで、角回・縁上回のルートをカットしても、文字の理解が成立しているからです。字を見ただけでその文字の意味がほぼ理解できるようになっているのです。多くは漢字のへんやつくりで意味を感じています。「氵」は水を、「疒」は病的な意味をもっています。黙読のルートは、網膜に映った字形が後頭葉の視覚野から紡錘状回にいくことで意味の理解になり、その理解が前頭葉のブローカー領域に直行して行くルートとなります。縁上回・角回をとおるルートより時間的に早く前頭葉に到達するのです。視覚野から角回・縁上回をとおるルートは間接経路といわれ、後者の紡錘状回をとおるルートは直接経路といわれます（図4-13）。前者は小学校の勉強で、後者は中・高での勉強となります。

文章を読む力を育てるには、子どもが文章に興味をもつことが重要です。ここでも大切なことは、文章を音読することです。前に書きました膠着語の読み方とそこからの文法をしっかり理解するためです。英語の屈折語や中国語の孤立語とは異なります。「ジュースをつぐために机の上にコップをおきましょう」と「机の上のコップにジュースをつぎましょう」では、「に」と「を」の助詞と、「つぐ」と「おく」の動詞の差以外のことばはすべて共通しています。助詞と動詞のわずかの差で、日本語では意味が異なってしまうのです。近頃、わたくしの相談センターには、この区別がうまくできない小学生がしばしば相談に見えるようになりました。文章の場面が、具体的に目に浮かんでいかないのです。文章を黙読で理解をせねばならない中・高生にも文章を理解する力の弱い子どもが増えてきました。文法をただしく把握できていないため全体の理解へと進んでいかないのです。文章題が苦手の子どもたちです。

小学校では、音読と内容の具体的理解の統合学習を意識してほしいと思います。ここでは、俳句や和歌を音読、暗記することも文章を理解する能力を育てる上では有効と考えます。

本を読むことの大切さは、昔から世に名をのこした人に共通する習慣です。伝記物や名作を読むことで自分の生き方を考えさせてくれます。人の生き方を読むことで、人生への前向きなこころやストレスにつよいこころを育ててくれます。なお、本を読んだら、その本の要点を短文にまとめ、それを本の裏表紙に貼っておくのもあとで振り返ったときに記憶をあたらしくさせてくれます。

(二)　書く力―自分のこころを知る―

文章を書く学習は、文字を書く学習からはじまります。字の模倣、写字です。四角の枠の中に書いていきます。ここでも文字を音読しててていねいに書いていくことが重要です。つぎの記憶の項で説明しますが書字の記憶は手続き記憶という記憶になります。音読と一緒に字を書くことで、書字の記憶は手続き記憶として保存されていきます。無意識に書けるようになるのです。「手習い」ということばがありました。文章の書けなくなった認知症の老人に口頭でかんたんな文章を伝え、それを文字に書いてもらうとみごとな筆跡で書かれるのは、この手習いの記憶が残っているからです。手習い動作は、大脳の深部にある運動調節の基底核と小脳によって記憶されていきます。

文章を書くことは、「文字を想起する、文字を書く、単語を蓄える」ことが基本になります。文章は、これを基本にして書いていくことになります。

では、脳の中で、文章はどのようにして書かれていくのでしょうか（図4-13）。文章を書くには、まず単語の呼び出しからはじまります。単語は左の下中側頭回を中心に単語を記憶している場所があるとされ、ここは心内辞書とよばれています。文章にもちいる単語はここから選びだされます。遊びや会話・読書によって豊富な単語を心内辞書に蓄えておくことが重要です。選ばれた単語は、後頭葉や頭頂葉の言語理解の領域で字の想起や意味確認となり、さらに、これらは前頭葉のブローカー領域に運ばれ文章になります。ここでは、文法処理を受け、さらに理解されやすい文章として補正されていきます。

文章を書く力を育てるには、書く目的と目標が意識されていること（構想）、単語の選択や文法が正しく処理され、具体的でわかりやすい文章になっていること（言語化）を意識させ、その上で自分が感じたこと、想ったことを書くことになります。長い文章では、起承転結、あるいは序・本・結の書き方を意識することも必要となりましょう。

書いた文章は、自分が考えたこと、思ったことが正しく書かれているかを読み直しをして確認することが大切です。推敲です。小学生では、ここでも音読が書く力を育てる上で重要なステップとなります。自分の文章を自分の耳に聞かせることで、自分のこころがその通りに書かれているかを確認することになります。幼児期での遊びで豊富な会話に慣れている子どもは、少ない努力で文章が書けるようになります。また、ここではその内容を中心に家族内で語りあうことも重要です。語らいにより子どもは、自分の書いた文章の弱点に気づきます。わたくしも自分が書いた文章を妻によく読んでもらっています。

こうして書かれた文章は、自分のこころを鏡のように写しだすことになります。こころを整理させてくれます。文章を書くことは、自分のこころを育てていくことになるのです。自分の考えを客観的に見つめることで、こころがつよくなっていくのです。ここでは、日記の重要性があります。ギリシャのアリストテレスは、「人は生まれつきとロゴスと習慣によって有能な人間になる」と述べました（エッセイ①）。現代作家のジェローム・D・サリンジャー（一九一九～二〇一〇）は、「自分自身のために文章を書く」とも述べています。作文の重要性がそこにあります。

なお、学校では、子どもが書いた文章にコメントを書く教師の能力も問われてきます。学校の先生は、忙しくて子どもたちの書いた日記や文章をチェックする時間がないとよくいわれます。これでは教育者としての自覚が足りません。この教育の重要性を知ってほしいと思います。

四　記憶と注意と睡眠―支えるのは脳幹です―

会話力や文章力を高めるには、記憶 memory、注意 attention、睡眠 sleep の三つの機能をしっかりさせることが重要です。注意と集中は、生理学的にはほぼ同じ意味になります。注意はあることに気をつけること、集中は長い時間の注意です。ぼーっとして相手の話しに集中できないでは、会話の効果があがらないだけでなく、記憶のプールに素材が溜まりません。記憶は、注意を集中させてはじめて効果があがります。そして、この記憶と注意の力を後ろで支えているのは、良好な睡眠リズムです。

（一）記憶力―注意の集中が記憶力を高めます―

記憶とは、情報を維持する心理的な機能とされています。記憶力とは、物事を長く脳の中に留めておく力です。学習成績をあげる意味でとても重要となります。期待するとおりの成績をあげることができれば自信がつき、こころも落ち着きます。

心理学的には、記憶は三つのステップで進むと説明されます。すなわち、単語がきちんと理解（符号化）され、貯蔵（記銘化）され、それが検索（再生化）される一連のステップです。符号化、記銘化、再生化です。符号化と記銘化ができれば、再生化は容易です。記憶力は、学童期と思春期で高い能力を発揮します。

生理学は、記憶を保持できる時間によって短期記憶と長期記憶に分けています（図4‐14）。

短期記憶は数秒から数十秒の短い記憶時間です。電話で聞いた電話番号のように、なんども頭の中で繰り返しておかなければ、すぐ忘れてしまう記憶です。スペインのサンチャゴ・R・カハール（一八五二〜一九三四）は、短期記憶は、神経細胞の間で情報のシグナル（信号）が短い時間保持されるシステムで、シグナルが複数の神経細胞の間をぐるぐる回りながら動いている状態と説明しています。細胞と細胞をつなぐシナプスが臨時にくっついている状態です。この動きがストップするとくっついていた配線がはずれ元の状態にもどり、記憶がなくなるのです。この短期記憶の場所は、側頭葉内側の海馬という場所が中心になっています。

長期記憶は、数時間から年に及ぶ記憶です。保持・貯蔵・想起の段階のすべてを含みます。長期記憶は、ニューロンの間をぐるぐる回っていた短期記憶が、これらのニューロンをつないでいたシナプスの構造に変化がおき、連結が固定化されている状態です。それは記憶とよばれます。カナダの生理学者ドナルド・ヘッブ（一九〇四〜一九八五）は、長期記憶のメカニズムについて、「スタート時のシグナルは側頭葉の海馬に保存されているが、時間とともにその記憶は、側頭葉を中心に大脳全体に分散化されて保持されていく」としています。シナプスが固定化され、長期記憶になっていくのです。固定化は、同じ記憶をくり返すことでも行われます。「習うより慣れろ」ということばの通りです。

しかし、この固定化も新鮮なときは、シナプスがまだ固く結びついていません。刺激の繰り返しが少ないと、シナプスの結合はふたたび離れてしまい、記憶の持

- 短期記憶 ---- 海馬．20～30秒．反復で延長．
- 長期記憶
  - 近時記憶 ---- 海馬とその周囲．数時間～数日
  - 遠隔記憶 ---- 側頭葉皮質を中心．長期記憶．
  - 非陳述記憶（手続き記憶）---- 基底核・小脳．運動系の記憶．
  - 陳述記憶（宣言記憶）
    - 意味記憶 ---- 側頭葉皮質中心．学習の記憶．
    - エピソード記憶 ---- 側頭葉皮質中心．体験の記憶．

図 4-14　記憶の種類と特徴

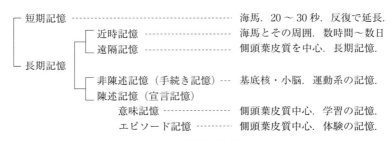

続は数日でなくなってしまいます。習っている段階です。なお、情報がこのようにまだ半固定の状態でいるときを、近時記憶とよぶ人がいます。この近時記憶に対して記憶が数年におよぶものは、遠隔記憶とよばれています。

長期記憶は、その内容によって非陳述記憶と陳述記憶とに分けられます（図4-14）。非陳述記憶は、手続き記憶ともよばれます。運動の記憶です。キャッチボールをするとき、はじめはうまく球をとらえることや投げることができませんが、練習をくりかえすことでだんだん上手になっていきます。手続き記憶の固定化です。この動作の向上は無意識の記憶によって可能になります。練習の習慣化（慣れ）によって可能になります。技能の記憶です。この記憶は、写字で説明しましたように字を書く記憶の場所と同じです。基底核と小脳に記憶されていくと考えられています。講義や講演でよくメモをとっている人がいます。聴覚からの記憶だけでなく、メモの文字を視覚につなぎ、意味を確認し、手の動きは、手続き記憶を利用して記憶の長期化に役たたせているのでしょう。

一方、陳述記憶の方は、ことばの記憶です。宣言記憶ともよばれます。宣言記憶は、さらに二つの記憶に分けられます。ひとつは、学校の勉強などで学習する知識の記憶で、意味記憶とよばれます。学校で学んだ歴史のことを聞かれたとき、答える記憶です。それに対して旅行など過去の体験を思いだして話す記憶もあります。出来事記憶とか、エピソード記憶といわれます。両者ともことばで話すため、陳述記憶となります。陳述記憶は、興味と好みによっても強化されます。学校では興味をわかす教育が大切です。また、記憶は一人で記憶するより他の人に説明する方が、記憶の保存に有効だともいわれています。クラスでの発表です。

興味深いことは、出来事記憶（エピソード記憶）は、記憶を忠実に保全できません。歪曲されやすいのです。友だち同士でけんかをした後、先生から問い詰められたとき、本人はうそをつくつもりがなくても事実を歪曲して答えることがおきるのです。記憶を歪曲されにくくするためには、視覚情報を重ねることが重要だといわれています。絵を教育につかうことです。これは、学校教育のあり方に貴重なアドバイスとなります。エピソードを文書に書かせるとき、絵や写真をつけて確実にするのです。アルバムをみて、そのときの状況が思いだされるのは、視覚の助けを借りているからです。実験をする人に実験ノートをきちんと記載することが求められるのもこの理由からです。

（二）注意力 ― 良好な睡眠が注意力を高めます ―

注意 attention とは、ある特定の刺激に対して意識を持続的に集中させることとなります。そこに注意を集中できることは記憶や理解の効率を高めます。学校での授業効果は、子どもが授業にどれだけ注意を集中できるかにかかっています。極端ない い方を許してもらうとすれば、授業に注意を集中できる子どもには予習、復習はいらないともいえます。集中することで理解も深まるのです。逆に、授業に集中できなければ学習効果はあがらず、忘れることも多く、結果として、こころに自信がつきません。注意集中のできない発達障害には注意欠陥・多動性障害があります。

注意の集中には、意識 consciouness が明瞭でなければなりません。意識は、心理学的には「めざめている心的状態」と定義されています。めざめていることによりわたくしたちは、注意し、知覚し、認識することができます。注意の集中は、学習効果をあげます。そこに意志と意欲がともなえば、注意が持続でき、理解が深まります。これは注意力とよばれます。教育効果を上げるには、子どもたちにそこへの興味をどう引きつけるかにかかってきます。興味は、面白いという情緒的なものとそこに対応したいという意志、意欲となります。

興味の効果は、教育される側である学生の満足度によっても左右されます。高い満足感は、注意を呼び覚ますことにつながるのです。興味をわかせ、意欲をおこさせ、集中させ、理解を深め、成功への満足感を味あわせることで、教育は成果をあげることになります。これは同時に記憶につながり、つぎへの意欲や創造力につながっていくことになります。習字やそろばん、書道やカルタ取りなどの学生大会でいつも高い得点をとっている学校がありますす。指導者が子どもたちの興味と意欲と満足感をうまく引き出しておられるのでしょう。

では、脳科学は、注意という意識の集中機構をどう理解しているのでしょうか。

ホレース・W・マグーン（一九〇七～一九四九）らは、大脳を下から支えている脳幹に網の目状にみえる神経細胞の集団があることに気づき、そこから大脳全体に覚醒の刺激が送られ、意識が維持されていることを発見しました。上行性網様体賦活系と命名されています（図4-15）。

上行性脳幹網様体賦活系は、すべての動物がもつ機構です。ここから大脳皮質への信号を強めたり、弱めたりし、覚醒と睡眠にリズムをつくっています。このリズムは重要で、これが崩れると人は健康を維持できなくなります。重症な場合では動物は死に至ります。こころの病気としてはうつ病がが有名です。この覚醒・睡眠のリズムは、前にも述べましたようにサーカディアン・リズム（概日リズム）とよばれます。サーカディアン・リズ

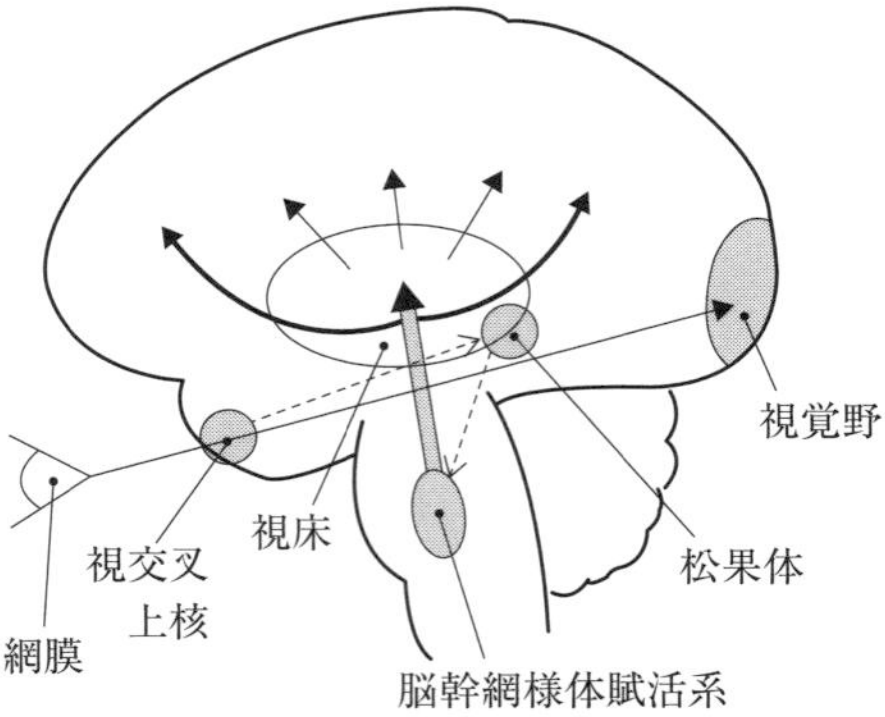

図4-15　覚醒（上行性脳幹網様体賦活系）と睡眠へのシステム

上行性網様体賦活系の興奮は、心拍や血圧を上げ意識・注意を維持します。一方、この系は、網膜での光の減弱 → 松果体からのメラトニン分泌 → 視交叉上核ニューロンの抑制 → 入眠となります。

ムは、学習の成果をあげるだけでなく、すべてのことに注意力を発揮し、かつストレスに負けないこころの強さを保つことになるのです。こころを支えるのです。サーカディアン・リズムを崩すのは、夜の睡眠をきちんと守らないことで崩れます。ビデオゲーム、ケイタイ、スマートフォンなどでの夜更かしはこの睡眠リズムを崩します。子どもの注意力や記憶力を気にされる親は、家族全員でサーカディアン・リズムを守ることに気をつけるべきです。親は別と考えるべきではありません。

このリズムに合わせ脳幹の神経細胞からはさまざまな神経ホルモンが分泌されています。セロトニン、ドパミン、ノルエピネフリンなどの神経伝達物質です。これらの伝達物質は、神経細胞に緊張を与えたり、ゆとりを与えたりします。神経ホルモンとよばれる所以です。第四章一．の健康力で述べましたように、うつ病、統合失調症、人格障害、自閉症、注意欠陥・多動性障害などは、この神経ホルモンのバランスが崩れている状態です。この崩れは、病気として生じている場合と、生活の乱れで二次的に病的状態になっている場合があります。規則正しいサーカディアン・リズムは、後者の病態を補正することになります。

(三)　睡眠力 ― 注意力や記憶力は良好な覚醒・睡眠のリズムが支えます ―

記憶力や注意力をうまく育てるには、睡眠の質と量が大きく関与します。睡眠時間は、幼いほど多くが必要で、新生児では十六時間、幼児で十二時間、学童で十時間、成人で八時間、老人で七時間を理想とします。

通常の睡眠は、サーカディアン・リズムに支配されています。一定の時間で動物は眠くなるのです。人では光の減弱からはじまります。光は左右の網膜で感知され、その暗と明の情報は網膜から視交叉とよばれるところを通り、左右の後頭葉の一次視覚野に送られます。この視交叉の近くには、光量の変化をキャッチする神経細胞群があり、視交叉上核とよばれます。視交叉上核は、この情報を大脳後下方にある松果体とよばれる内分泌腺におくり、昼と夜の区別を伝えることになります。光量が少なくなってきたことを知らされた松果体は、メラトニンという物質を分泌します。このホルモンにより人は眠くなっていくのです（図4-15）。重要なことは、光量が少なくなって松果体からメラトニンが分泌されるまでには、二、三時間の時間が必要とされることです。メディア・ゲームを止めてベッドに入ったからすぐメラトニンが分泌されると考えるのは大間違いです。

なお、この視交叉上核からは一日のリズムを規定する四つの特殊なたんぱく質がサイクル的に時間をずらして作られていることもわかっております。これらは、睡眠だけでなく体内のホルモン分泌を調節していると考えられています。体内時計とよばれています。これは寿命とも関係しています。昼夜のリズムは寿命の鍵を握っているのです。

睡眠には、二つのパターンがあります。眼球が静止している睡眠（ノンレム睡眠＝ＮＲＥＭ）と眼球がさかんに動いている睡眠（レム睡眠＝ＲＥＭ）です。ノンレム睡眠は、身体の休息に、レム睡眠は、こころの休息に関係しています。レム睡眠は、夢をみているときに一致しています（図4-16）。ここに年齢に応じた睡眠時間の適当量が求められるのです。睡眠の誘発には、運動などで残っている筋肉内の乳酸が眠気を誘導します。したがって、睡眠は、身体の疲労を回復させるノンレム睡眠が優先されます。スポーツで疲れるとすぐ眠くなる現象です。

ノンレム睡眠には非陳述性記憶（手続き記憶）の関与があり、レム睡眠には意味記憶が影響すると考えられています。前者は運動記憶、後者は学習記憶です。相撲部屋で行われている起床→朝稽古→朝食→朝寝のシステムは、手続き記憶を見事に実践しているように思えてなりません。

いろいろな理由で睡眠全体が少なくなると、レム睡眠の時間が少なくなっていきます。レム睡眠が少なくなると、こころに覇気がなくなってきます。注意が続かず、意志、意欲がなくなるのです。そこにストレスが重なりますと、ますます眠れなくなります。結果は、レム睡眠をさらに少なくし、ますます気持ちは弱気になっていきます。ここでは睡眠薬や抗うつ薬がよく使われますが、これに頼っても効果は期待できません。自然でない眠りでは、記憶力、注意力のどれもがうまく機能してこないからです。良好な睡眠は、サーカディアン・リズムと適当な疲れが誘導してくれる自然の睡眠が最高の良薬なのです。

くり返しますが、サーカディアン・リズムが乱れたままで自然の睡眠が可能になることは不可能です。時間がきたら、部屋を暗くして、隣の部屋からのテレビなどの音を消して、強制的にベッドに入ることです。もちろん初めのうちはなかなか眠れません。しかし、それを続け、習慣化させるのです。習慣化への自己努力です。そこには家族の協力も必要です。サーカディアン・リズムが回復するには、少なくとも一か月はかかるでしょう。こころをつよくして続ければ、少しずつ気持ちが前向きになっていきます。

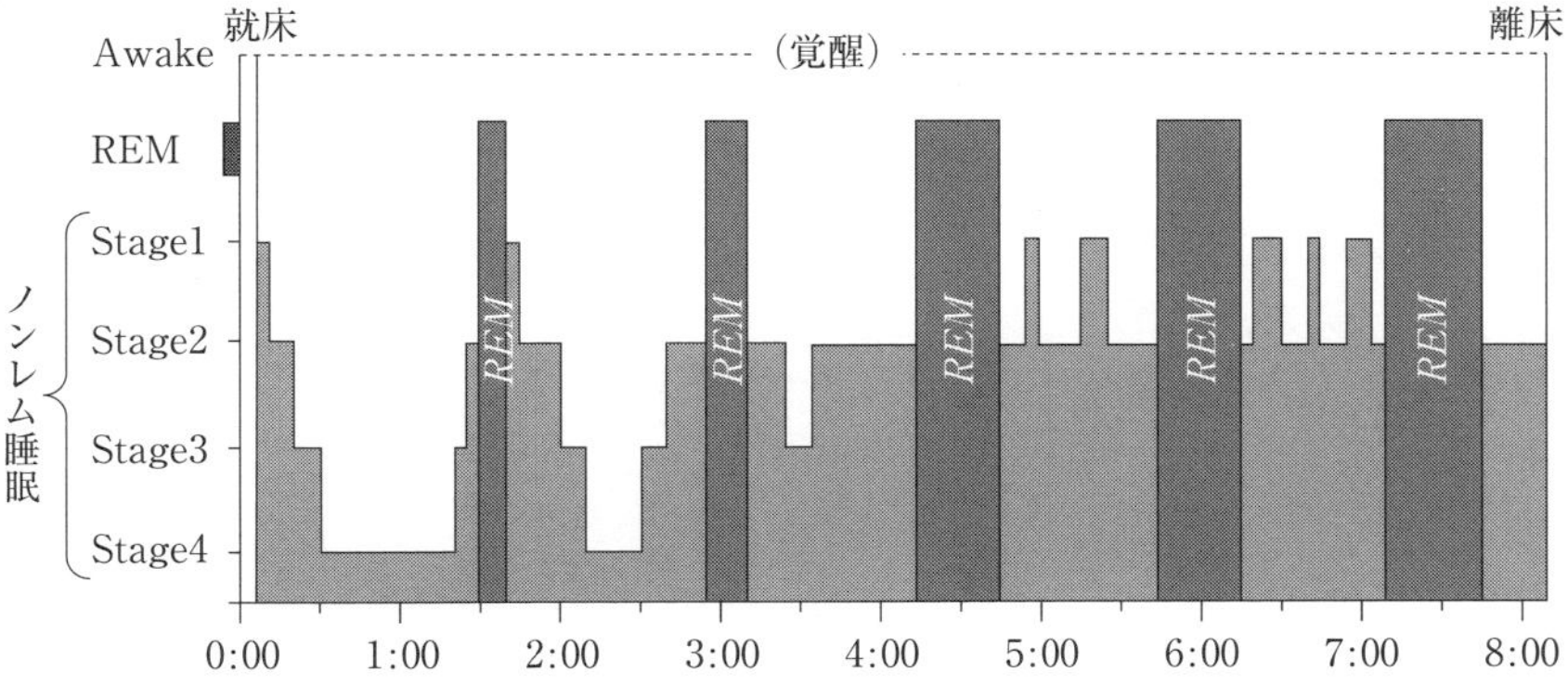

図 4-16　睡眠の種類

睡眠には、脳波の波がゆるやかになる徐波（ノンレム）睡眠と、覚醒時に似た早い波になるレム睡眠があります。図は、就床から起床までの両者の出現を図にしたものです。若年者でのレムは後半に見られやすく、老人になるほどこの傾向は崩れるといわれています。

第四章のまとめ

本章では、こころをつよく維持するための機構を説明しました。

まず、心身の「身」です。身体の健康は、脳、自律神経、内分泌、免疫の四つのシステムで維持されていることが基本条件となります。その上で、脳は、社会の中で生きる会話力と生きる行動力をうまく育てていくことになります。それらを支えるものが、聴く力と文字の読み・書きと考えます。また、これらの機構を底辺から支えるものには、記憶力、注意力、睡眠力の大切さがあります。これらは、社会の中で「生きるこころ」の機能をつよく維持させてくれます。ここではサーカディアン・リズムを維持することの大切さがあります。はじめにも書きましたように、これがホメオスタシスの健康な維持となりましょう。これらの維持はスポーツでいえば、足腰をつよくすることに一致します。

☆エッセイ④　膠着語と屈折語☆

わたくしは入学前の子どもたちを診るのが好きだ。とくに発達にリスクがあるとされている子どもたちである。園で示される彼らの行動はこちらの予想をはるかに超えて見事である。

Aくんは、保育士の話す絵本の読み聞かせを無視して他所ばかり向いている。やっぱりこの子は理解力に問題があるのかなあと思っていると、「では、これからお茶の時間です。みんな用意をしましょう」と声がかかると、さっと自分のカバンが置いてある棚に行き、水筒とコップを取りだし、座ってまっている。理解力が劣っているのではない。

お話しに興味がないのである。

一方、Bくんは保育士の絵本の読み聞かせに集中でき、保育士との対応にも問題はない。しかし、「これからお茶の時間です。みんな用意をしましょう」と声がかかると、すぐに立ち上がり、棚にいくが次の行動に移れない。偶然に隣の子が視野にはいると、その子にちょっかいを出してしまう。

ふたりの行動はいずれも集団行動になじめず、園からは発達にリスクがあるといわれている。しかし、刺激から反応までの彼らの脳内プロセスを考えると、両者とも納得ができる。

Aくんは周囲の情報を自分で取捨選択し、納得できた内容に対してのみ行動をしている。Bくんは、保育士からの指示に反応できるが、ひとりの行動になると順序の選択に混乱が生じてしまう。

わが国で集団行動のとれない子どもには、BくんタイプがAくんタイプに比べ断然多い。

わが国のことばは膠着語とよばれ、単語にテニヲハを使って内容を伝えている。膠着語の特徴は、単語の意味を理解するだけでおおよその内容を理解できることだ。これは屈折語である英語とは異なる。しかし意味の似たことばでも音や文字が異なり、全体を理解するには文法までを理解しなければならない。わが国でBくんタイプが多いのはこの理由からではないだろうか。お茶は理解できても、お茶をどうするかがピンとこないのである。

この傾向は、わが国で文章問題が苦手という子どもの多さでも理解でき、ドリル教育が盛んであることにも一致する。膠着語の弱点である。

わが国が世界をリードできる国になるには、屈折語的な思考教育を避けてはいけない。

（厚生福祉　二〇一三年二月二二日版）

☆エッセイ⑤　隠れ学習障害☆

学習障害への対応は、小学校低学年での良し悪しが将来を左右する。
マンモス大学で講義をしているとハッとすることに出会う。まじめに講義を受けていながら、試験をするとまったく書けない学生の存在である。欠席も少なく受講態度もよい学生なので、身体の調子が悪くて書けなかったのかと思いながら同じような問題で再試験を行うとやはり初めから書こうとしない。書いても問題文のまる写しである。しかし、正解を選ぶ選択問題を出すと記入してくる。○×か、数字の記入だから書けるのである。

Tくんは、そのような学生の一人であった。再試験場で最後まで席に座っていた。なぜ書かないのかと聞くと「文章題は書けないのです」と答える。大学生に失礼だと思いながら、「今日は再試験を受けに来ました」と書いてごらんと指示すると正しく書ける。読みかけの本を開いて読んでごらんと言うと一字一字を指さしながらおぼつかなく読んでいく。逐次読みである。

高校時代、中学時代も書けなかったのかと聞くと「はい」と答える。学校では、何が楽しかったのかと、「体育でした」と答える。まじめに講義に出席し、おとなしく教師の話を聴き、スポーツで友人とコミュニケーションを取り、トラブルもおこさず、なんとなく卒業してきたのであろう。

典型的な読み書きの学習障害である。なんだか可哀そうになり、単位を与えた。

読み・書き・算数の学習障害は、千人に一人と推定されている。しかし、幼いときからの画像依存の生活は、この人口を増加させているらしい。

文字の学習は、早くから始めてもいけないが、遅くなってもいけない。子ども同士の遊びによって充分な体験と話しことばの理解が成長した後に、大脳の左右の機能分離がはじまる小学校低学年で文字を教えはじめるのである。六、

七、八、九歳である。この年齢は、世界の文字学習で共通している。
文章を書く力は、学習によって得た書字力と、体験と読書によって得た豊かな語彙力と、思考力をもって書くことになる。文章の作成にはこの三つの成長が後押しをしている。
残念ながら、Tくんの背景にどんな原因があったのかはわからなかった。

（厚生福祉　二〇一一年三月四日版）

第五章　ストレスはこころにどう影響するのでしょうか

この章からは、これまで正面から理解してもらってきたこころを支える力や育ちから一転して、ストレスの問題に入ります。ストレスによってこころが受ける不安やトラウマのメカニズム、それに対してこころを支える対応です。

ストレスとは、いろいろな外的刺激が圧迫として働くとき、心身に生じる機能の変化をさしています（広辞苑）。心理学からは、対処したり、耐え忍ぶことが困難な心理的、身体的緊張と説明されています。緊張と不安です。英語の stress は圧力、圧迫ですので、カナ文字になると、結果の不安までを含みます。また、その要因はストレッサーとよばれます。しかし、ストレスと同じ意味のことばにプレッシャーということばもあります。ストレスとカナ文字で書かれるとこころの不安や病気を連想させます。しかし、プレッシャーと書かれるとそれを乗り越えた勇気と努力を連想させます。両者の意味はほとんど同じですが、カナ文字とは不思議な文字です。

しかし、ストレスとトラウマは異なります。英語の trauma は外傷です。傷つきです。日本語のトラウマは精神的外傷と書かれています。しかし、このような非具象的なことばはその概念に幅があり、どこまでをストレスによるこころの歪《ひずみ》とするか、障害（病気）とするかについては、難しい判断が迫られます。歪の場合は、自己努力でおおくが回復します。今回発表されたアメリカ精神医学会の精神疾患の分類でも、不安という症状の広さ、重さなどから、不安症と不安障害に分けています。英語は anxiety です。線を引くことの難しさを感じます。ここでは不安をこころの歪のレベルとし、トラウマを障害（外傷）とし、その中間も含めて話をすすめます。トラウマには急性・単発性と慢性・反復性のトラウマがあります。トラウマほど激しいストレスではないのですが、ストレスが続くことによって身体の不調を前面に出してくる場合もあります。身体から崩れていくストレスです。この章では、この順で話をすすめます。

なお、ストレスの理解には第四章で述べたいろいろな専門用語の意味を読み直して確認することが必要になるかもしれません。○○参照と記載されていますので、そこをふり返っていただければ幸いです。

一　ストレスと不安、そして急性単回性トラウマ ― 不安はもろ刃の剣です ―

要因が何であれ、子どもがストレスを受けることはしばしばおこります。そのストレスには、わがままを叱られる程度の軽いストレスもあります。わがままを叱ることは、親が子どもに社会性を教える上でひじょうに大切な行為です。しつけ home training です。逆にいえば、しつけをされないで育った子どもには、社会性が育ってこないリスクがあります。わがままな子どもです。わがままな子どもには、しばしばストレスに弱い子どもがいます。

社会性を育てる意味では、子ども同士のケンカも意味があります。兄弟や姉妹とのケンカは、社会性を学ばせる上での貴重なトラブルです。逆に、一人っ子の家庭では、子ども同士のケンカがありませんので、ストレスは少なくなります。結果、ストレスに弱い子どもが育ちやすくなります。できるだけ近所の子どもたちや親せきの子どもたちと遊ばせることが必要です。

結論として、ある程度のストレスは、子どもに社会性を育てる上でかならずしも悪いとは決めつけられません。こころをつよく育てる効果もあるのです。

しかし、ストレスには、このような社会性を育てる質の良いものばかりとは限りません。親や家族の病気や事故、隣の火事や殺人事件、親しくしている友だちの病気や死亡などです。そこで受けるストレスは、子どものこころに実感として感じるストレスなので不安をおこさせます。なお、幼い子どもでは、自分とまったく関係のない事件によっても周囲の雰囲気に影響されて、意味もなく不安を感じてしまうこともあります。これらの不安で子どもがしめす反応には、ときに子どもをパニック状態にします。しかし、これは深刻なこころの病気ではありません。周囲の雰囲気に影響される一過性のこころの混乱です。ストレスによるこころの歪のレベルです。このようなストレスは環境の急な変化からくるもので、その対応は、比較的に簡単です。こわがったときにやさしく抱きしめて、説明をしてあげれば子どもの不安はなくなります。不安による重さの判断は、感覚的なレベルなのか、直接自分に降りかかってくるものかで、子どもの気持ちは大きく異なってくるようです。

近頃は、学校で事件がおきると、すぐ校長先生が子どもたちのこころのケアーに臨床心理士やスクール・カウンセラーを配置するといわれます。教育者は、ストレスにはいろいろなものがあること、そして、先生がきちんと説明すればそれで収まる場合が少なくないことを知ってほしいと思います。子どもにとって先生はもっとも信頼できる大人です。先生は、子どもたちにとってこころの安全地帯なのです。外部から緊急によばれたスクール・カウンセラーが、そう簡単にこころの安全地帯になるとは思えません。逆に、先生が子どもたちにとっては自分がこころの安全地帯であることを理解させるチャンスでもあるのです。すぐにスクール・カウンセラーをよびますでは、先生たちが自分たちの価値を自ら放棄しているような気がしてなりません。

不安の反応には、トラウマほど重症でない中間的なストレスもあります。多くは上に述べましたような自分に直接ふりかかったストレスによるものです。帰り道で年上の子どもから殴られた、コンビニから外にでたら店員が追っかけてきて持ち物を検査された、車にはねられそうになって運転手から怒鳴られたなどの場合です。子どもは子どもなりにプライドがあるため、親にそのことを詳しくは話しません。親は子どもにどうしたの、どうしたのと聞きとがめたりするのではなく、常日頃から子どもの日々の行動を理解しておき、いつもと違った行動が目立つ場合には、なんらかの不安がおきているのかもしれないと考えてみることが大切です。どうしたの、どうしたのと聞くのでは解決になりません。

このような時の対応は、子どものそばに寄り添うことです。寄り添うとは、先にも述べましたように楽しい話題の会話を楽しむことです。子どもとの会話を多くするだけで、子どもは少しずつ自己解決にむけて努力をしていきます。親の視線が自分に向いているだけで安心できるからです。子どものこころには愛情に満ちた親の視線がいつも注がれていることを感じさせることが、回復への重要なステップなのです。子どもはこころの安全地帯が親であることをあらためて感じることになります。

なお、子どもの不安には、誤認知といわれるものがあります。自分に降りかかった事件の日を日常的なできごとの記憶と結びつかせ、その記憶を回避するような行動がみられることです。あの日の朝食ではたまご焼きを食べた。食べたから事件がおきたのではないか。だから朝のたまご焼きは食べないなどのこだわりです。これらも親のやさしい視線が自分に向いているのを感じていれば、時間とともに少しずつ消失していきます。簡単に親は反応しないことです。

ストレスには、自分に直接、かつ具体的にふりかかってくるストレスで、こころにつよい不安をおこさせてくる場合があります。トラウマです。代表的なものとしては神戸・淡路大震災で報告された子どもたちのＰＴＳＤ（心的外傷後ストレス障害）があります。そのほかにも、見知らない人から誘拐されたり、監禁されたり、刃物で脅され殴られたり、性的な暴力をふるわれたりする事件です。これらは、多くが反復しない単回のストレスです。疾患分類では、急性・単回性トラウマとよばれています。子どもはそのストレスにうまく対応できません。ただ、身をすくませているか、泣くかです。医学的にはパニック障害となります。子どもは恐怖からこころに傷を受けます。不安のレベルではありません。心的トラウマ（精神的外傷）となります。

心的トラウマでもっとも重要なことは、その場で問題が解決し、親（安全地帯）のもとに帰れても子どもにとっては不安の解決になっていないことです。地震や水害などに続くこころの不安と同じです。このトラウマ体験は、事態が終わっていても、本人の意思とは関係なくこころの中に侵入し、たびたびその時と同じ気持ちをよみがえらせてきます。辺縁系の海馬・扁桃体とその周囲で保存されている記憶がよみがえってくるのです。そのため子どもの気持ちは、張りつめてしまい、不安で落ち着かなくなってしまいます。

子どもは、その不安を行動でしめすことになります。軽い場合は日常の行動がいつもと違う程度ですが、多くはあきらかにいつもと異なっています。わがままが急にひどくなった、すぐ泣く、弟や妹を理由もなくいじめる、喜んで手伝っていたお手伝いをしない、べたべたと親にまとわりつく、夜の寝つきがわるい、ぼんやりしている、勉強に集中できない、部屋の片付けができない、幼稚園や学校に行きたがらないなどです。不安がさらに大きくなると、仲良しの子どもと遊べない、短時間といえども机の前にすわっておれない、腹痛や頭痛をしばしば訴える、湿疹や喘息をもっている子どもではそれらが悪化する、遊びの計画も前向きに考えることができないなどとなります。

さいわい、子どもの心的トラウマは、楽しい安全地帯の環境下にいれば、多くの場合、時間が解決していくことがわかっています。しかし、親は、事件が終わって解決したと安心しないで、しばらくは子どものそばに寄り添ってあげてほしいと思います。もう心配しないでいいのですよと口ではいっても、子どもが自身に受けたこころの傷は治るまでに時間がかかるのです。阪神・淡路大震災での子どものＰＴＳＤでは、時間がいやす効果の大きさが報告されています。そばに寄り添う時間の効果です。子どもは、自分のこころの不安を人に説明することが十分にできないため、本能の脳に受けた恐怖をそのまま持ち続けています。明るく、楽しい雰囲気で寄り添ってあげてください。

では、ここではストレスからトラウマに至る身体の反応（病態）について説明をしてみたいと思います。図5-1を参照しながら読んでください。

ストレス刺激は、視覚、聴覚、皮膚感覚など五感をとおして脳に入ってきます。脳に入ってきた刺激は、視床に届き、そこから四つのルートをとります。視床下部、辺縁系、大脳皮質、免疫系です。視床下部からは自律神経系と内分泌系での反応となります。したがって五つのルートを通ってこころの中に入ってくることになります。

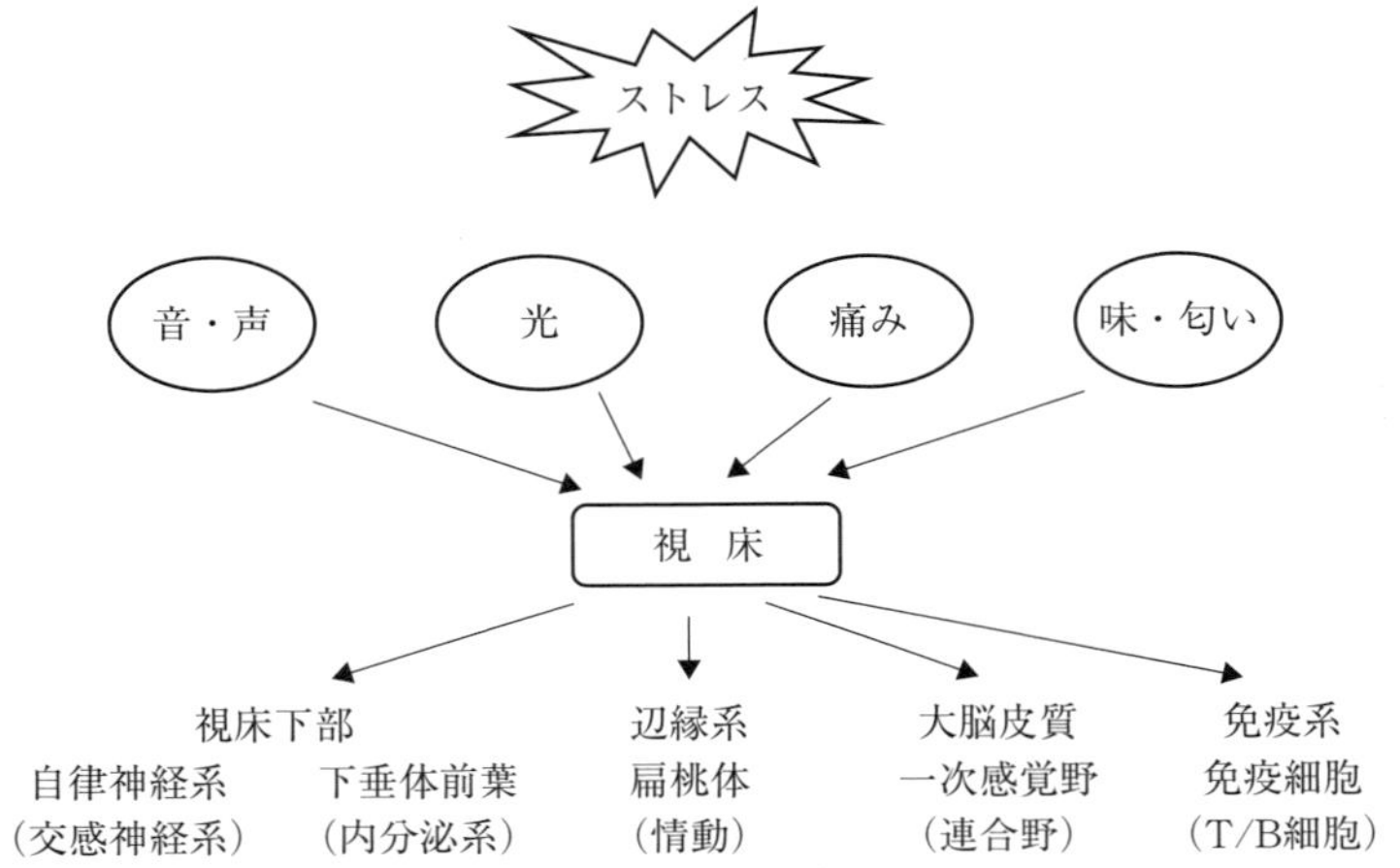

急性単回性トラウマ

交感神経 ノルアドレナリン 過分泌	副腎皮質 グルココルチコイド 分泌不安定	辺縁系 神経アミン アンバランス	認知機能 海馬機能 機能低下	免疫細胞 サイトカイン 易感染

（過覚醒、不眠、多動、退行、うつ反応、不安、集中力・記憶力の低下、食欲不振）

慢性反復性トラウマ

ホメオスタシスの崩壊 （肥満・やせ・生理不順）	辺縁系の崩壊 （情動不安定）	連合野の混乱 （不登校・引きこもり）	免疫能の低下 （慢性疾患悪化）

図 5-1　ストレスによる心身崩壊のメカニズム（単回性ストレスと反復性ストレス）
上段は、本文の内容の概略を図にしたものです。中段・下段に二つの枠がありますが、中段の枠は急性単回性のトラウマです。枠内の2列目は反応物質、3列目はその内容、（　）内は症状です。下段の枠は慢性反復性で、すべてのシステムは崩壊し、心身に深刻な症状を引き起こします。

ストレスに最初に反応するのは、自律神経系です。交感神経系での反応です。血圧の上昇や心拍数の亢進などが生じます。表情は硬くなり、心臓がドキドキし、こころは緊張します。ほぼ同時に反応するのは、辺縁系の扁桃体です。恐怖や震えなどの反応をおこさせます。大脳皮質も続いて反応します。ストレスに注意が集中し、精神的緊張が高まります。これらは相互に影響し合い、はげしい場合は歩行や立つことさえできなくなります。なお、これらのストレスは辺縁系の海馬をとおして記憶され、脳に保存されていきます。これが、フラッシュ・バックとよばれる再体験的な幻覚を生じさせることになります。これらの神経系については、第四章の一健康力の脳神経系（72頁）をお読みください。

辺縁系は、情動、不安、興奮、記憶、食欲などと関係します。感情のもろさ、記憶の消失などがでてきます。大脳皮質では、一次感覚野に届いた情報が近くの連合野によってその内容を理解すると、扁桃体の情動反応と合わせて、反応はより長く、きびしくなっていきます。

ストレスが単発とはいえ長引いてくると、内分泌系にも反応がでてきます。副腎皮質のグルココルチコイドの過剰分泌です。これは免疫細胞や辺縁系の海馬・扁桃体の細胞機能を弱め、免疫力の低下、記憶力の低下、判断力の低下、情動反応の混乱などをおこしてきます。また、免疫系で反応するサイトカインの分泌も各種ニューロン機能低下を招きます。

急性単回性のトラウマ反応の生理的メカニズムについては、図5-1の中段の枠に示されています。では、ストレスが不安につながったとき、動物の脳内では何が起こっているのでしょうか。そこでは、ノルアドレナリン、アドレナリン、ドパミン、セロトニンなどカテコールアミンとよばれる神経伝達物質が、高い濃度になっていることがわかっています。第四章の一健康力の（一）の②で述べましたようにノルアドレナリンやアドレナリンはストレスへの構えや緊張、ドパミンはストレスへの注意集中、セロトニンは不安の抑制に、それぞれで関与していくと考えられています。しかし、つよいストレスが長く続くと、これらのバランスが崩れてきます。崩れは多くの場合、人をうつ状態にしたり、思考を混乱させます。寡黙になったり、いつもとは異なる話がくり返されます。ここでは、さまざまな抗不安薬が使われていくことにもなります。ただ、このくすりの投与には慎重さが必要です。トラウマの原因や病態がまだはっきりと把握できていないままの投薬は回復を遅らせていくからです。

なお、これらの反応は、同じ動物であっても個々の性格によって程度の違った反応を示すこともわかっています。同じ動物のラットでも抑制できる力を持っているラットと持っていないラットがいるのです。ストレスへの不安のおこり方は子どものもつ素質や性格にも影響されているのです。性格はすでに述べましたように素質と結びついています。日頃からストレスを抑えきれる性格に育てておくことは、子育てにとって大切な目標となります。ちょっとしたことで泣きわめいたりすることを恥ずかしいと感じさせ、がまんする努力を習慣化させ、努力できたときに褒めてあげ、こころに自信をもたせることです。これがストレスに耐えるこころの育ちです。もちろんこれだけで不安が解決するのではありません。バックアップの支えが日頃から大切です。常日頃から苦しみを乗り越えたときの努力をしっかりと認めてあげることです。認めてもらうことで子どもにはそれが記憶に残ります。ストレスを乗り越える努力のこころが育つのです。がんばる気力です。ヒエラルヒー的努力です。

では、トラウマを受けた子どもはどのように不安に対処しているのでしょうか。トラウマの病態は、急性単回性の場合も慢性反復性の場合も基本的には違いはありません。ただ、後者では、病態が二次的な影響で複雑に

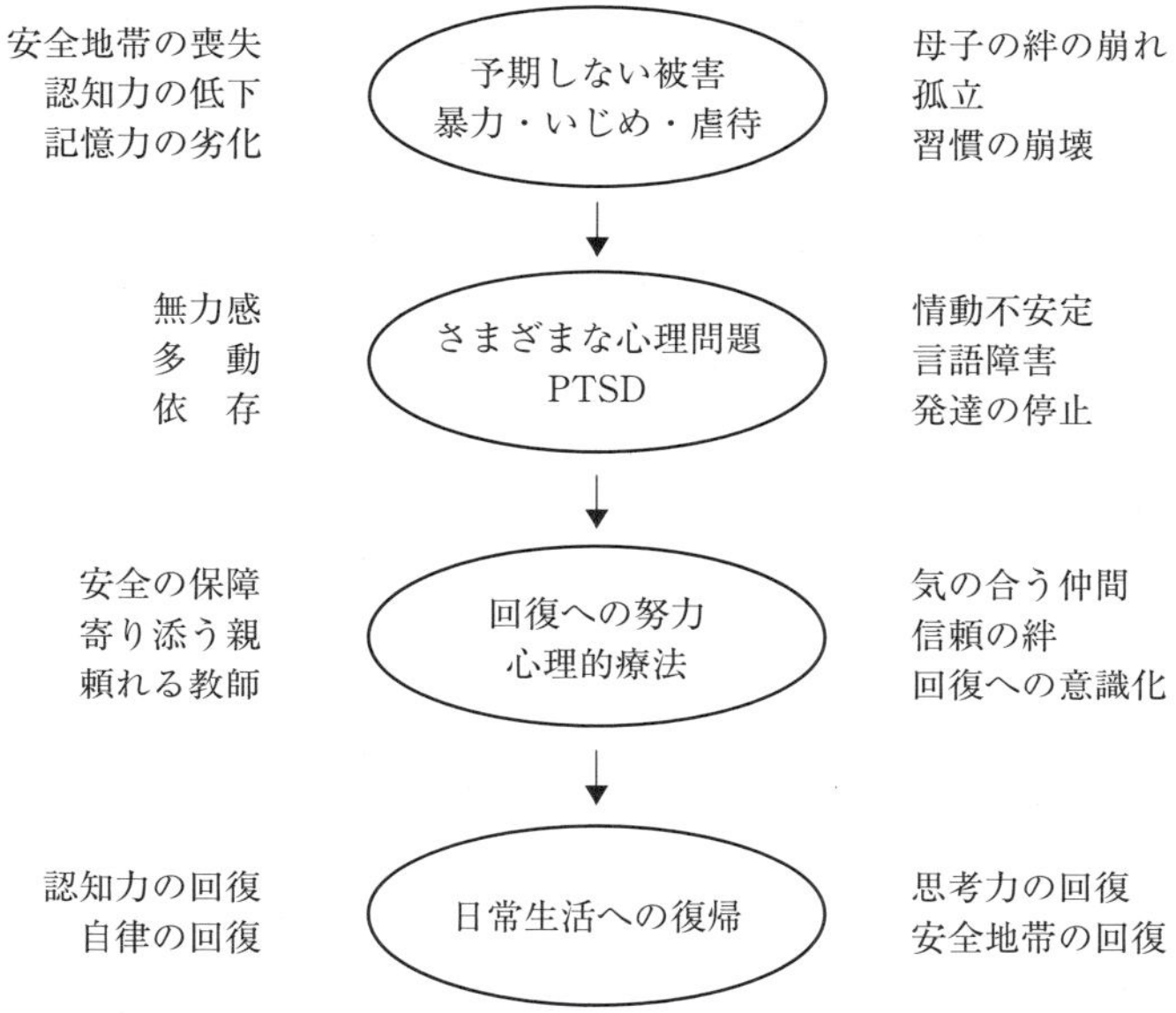

図 5-2　トラウマから復帰にいたる過程
長期にわたるトラウマから生じる問題、その後の心理問題、回復への周囲の応援、日常生活への復帰が図示されています。関係者には、根気と冷静な判断、そして被害者への暖かい配慮が求められます。

なっているだけです。

ここでは、これらのトラウマによって生じるこころの心理的問題から、回復への周囲の暖かい支援と自己努力、そして回復へと進む行程を、図5-2を見てもらいながら説明してみたいと思います。もちろん、この過程は、年長児と幼児では時間的、内容的に差があります。しかし、基本的な流れは同じです。

予期しない被害は、いろいろな場面で生じます。暴力、いじめ、虐待などです。子どものこころは安全地帯を失います。孤立になる場合があります。トラウマによって生じるパニックは認知力、記憶力、概日リズムを崩します。ＰＴＳＤです。無力、情動不安定、多動などを招きます。そこからの回復には環境からの援助がもっとも重要です。安全の保障、寄り添う人びとや仲間からの働きかけです。そこで生じた信頼の絆は、時間とともに子どもに生活意欲をはじめとする回復への意識化が生まれてきます。それらが順調に続くことによって、子どものこころには安全地帯が回復し、認知能、思考力、自律や自立への回復が生まれ、日常生活への復帰となっていきます。この過程が、トラウマで崩れたこころの回復への道筋です。この中でもっとも重要なことは、寄り添う人びとのサポートとその努力です。親子や気の合った友だちとの間での気持ちがゆったりした楽しい会話や時間です。そして、子どもが自然と自分の気持ちを話せるようになるのを待つことです。笑いは、大脳皮質に休息を与えるといわれています。楽しい時間は、子どもの大脳皮質をゆったりと休ませ、緊張をほぐします。感情の共有ともいえましょう。一緒に楽しむスポーツなども効果の高い方法です。子どもは、親（保護者）がこころの安全地帯であることをしっかりと意識していきましょう。

なお、原因がわかったとき、親はいっしょに興奮してはいけません。冷静に、内容を正しく受け止め、考えられる対応の中から子どもが不利にならないような、そして、勇気をもってストレスを乗り越えられるようなコメントを考えてあげることです。「自分ならこうするかもしれないな、困ったけど、こんなにして解決した」などと話し、何より親は子どもを信頼していること、見守っていることをこころの会話として伝えることです。

二　慢性・反復性のストレス障害 ― 反復性のトラウマはこころを崩します ―

トラウマが一回だけで収まらないで繰り返し続きますと、単回性トラウマで生じた異常な反応は、それらの悪循環と二次作用によって、さらなるこころのアンバランスをおこしてきます。最後には、生体のホメオスタシスが崩れていきます。図5-1の下段の枠内にみられる現象です。慢性反復性トラウマでの病態です。情動の不安定、食欲や睡眠リズムの崩れ、やせや肥満、登校困難、喘息や湿疹などの悪化です。慢性・反復性のトラウマでは、子どもの行動はあきらかにいつもと異なっています。そこでの異常な行動は、前項で示しましたような行動のほかに、急な物音にびっくりしたり、ちょっとしたことで泣いたり、おどおどしたり、いらいらしたり、激しく怒ったり、幼な返り（退行）がみられたり、一人でいるのを怖がったり、ことばをうまくしゃべれなかったり、怖い夢をみて飛び起きたり、頭痛や腹痛の訴えがころころ変わったり、過呼吸がおきたり、誰かの声が聞こえるといったフラッシュ・バックとよばれる思い出し反応などが生じてきます。こころの全般的な混乱です。

なお、いじめのトラウマは独特です。子どもが親や学校に支援を求めても、しばしばうまく対応してくれません。しかし、子どもは、その中で生き残らねばなりません。そのため、子どもは、独得な適応パターンを身につけ、トラウマから逃れる言動をとっていきます。対人関係のゆがみです。いじめている子どもに親しい素ぶりを示したり、いじめている子どもを親しい関係と親や先生にいって周りを戸惑わせたりします。このことは、いじめ問題で学校側がいじめはなかったと報告しながら、後でいじめがあったと訂正することでよく見られています。状況判断のミスです。また、ごっこ遊びなどで自分が受けたトラウマを遊んでいる人形に真剣な表情で再現してみせる異様な行動なども見られます。また、はじめて会った人にべたべたと親しそうにふるまう行動もみられます。無差別的愛着傾向とよばれる行動です。逆に、他者を信じることができず今まで親しくしていた人に逆の態度をとる場合もあります。親しかった人と別れるときに表情が変わらず、まるではじめて会った人のような態度で別れのあいさつをするのです。これは脳の感受性が鈍感になっているためかもしれません。

トラウマの病態は、自律神経系、内分泌系、免疫系のホメオスタシスが崩れることに合わせて、感情のセンターである辺縁系や認知の判断機能も崩れます。すでに書きましたように、辺縁系の海馬や扁桃体のニューロンはともにグルココルチコイドに反応しやすい受容体を高密度にもっています。そのため、グルココルチコイドに敏感に反応し、感情不安定や記憶力低下をまねきます。結果は、連携する前頭葉の実行機能を低下させ、計画力や意欲をなくさせ、健康力そのものを劣化させていきます。免疫系も同じです。ストレスによって増加したグルココルチコイドが免疫系のT、B細胞の機能を弱めます。急性感染症にかかりやすくなります。フラッシュ・バックは、ノルアドレナリンのようなカテコールアミンが辺縁系の細胞につよく記憶を焼き付けることで生じてくると考えられています。また、感情の鈍麻は、脳のホルモンであるエンドルフィンが過剰に分泌されているからとも説明されています。エンドルフィンはストレス感情を鈍感にします。

では、このような状況をまわりはどう評価すればいいのでしょうか。虐待やいじめを受けた子どもについては、そのトラウマの程度をいろいろな心理テストや作文や絵を書かせたりして評価する場合がよく行われています。しかし、これらの心理テストの結果を普通の標準的なテストと同じように解釈し、評価してしまうことは危険です。間違った評価をしてしまいます。心理テストは、大脳皮質での理解や認知の程度、対応の表出などを情報原として評価しています。性格テストも同じです。したがって、どちらも質問への答えは、その時点でのトラウマからの認知力や情動的バランスに影響されます。もともとこれらの機能が弱っているのですから答えは、偏った内容で表出されるリスクがあります。長い間の不安で崩壊した辺縁系と大脳の認知機能の歪が、子どもの答えやテストに違った影響を与えてしまうのです。

トラウマの原因や病態を正しく評価するためには、正しい情報を求めることが重要です。それは関係者が、その子どもから信頼されることが前提条件になります。心理テストが最初のステップではありません。子どもから信頼されねば正しい情報は得られないからです。信頼されるには時間もかかりましょう。関係者には、時間をかけた努力が求められます。心理担当者があせって甘やかしてしまい、何も解決できないで終わってしまう場合も少なくありません。相手が話にのれる内容で、相手のこころと共通の場をもうけることが重要です。共通の場で、気持ちをゆったりとさせ、明るく、正しい会話のやり取りができたとき、はじめて解決の糸口がつかめてくるのです。安全保障の気持ちが子どものこころに構築されてくるからです。

なお、子どものトラウマに対する評価尺度としては、ケネス・E・フレッチャーによる評価法（二〇一四）があります。保護者や親が二六項目について記載し、それを再体験の有無、回避する傾向、逆に過敏になっている状況で推測するリストです。この表5-1については、この節の最後の一二二頁をご覧ください。結果の点数から何点以上がトラウマですとは簡単にいえませんが、傷ついている内容を傾向として理解することができます。

反復性トラウマへの対応では、家庭で行えるものもありますが、図5-2で示しましたように地域の対応を必要とする場合が少なくありません。とくに、いじめや虐待では、学校や関係機関との話し合いが重要です。内容次第では話し合いが混乱することもありましょう。そのような場合は、解決にはいま何が一番重要であるかを、関係者が考えることです。トリアージ（順位）的な考えです。まず解決すべき重要なことは、どれかと考え、解決への順位をつけて、行動に移すことです。また、これらの対応では、日々の内容を文字に記録しておくことも重要です。これらの内容はエピソード記憶のため、記憶がゆがんでしまい、対応が混乱してしまうリスクもあるからです。

表 5-1　子どもの PTSD チェックリスト（フレッチャー（1991）より一部変更）

再体験	1．特定のできごとについて繰り返し話すことがある。 2．特定のできごとに関連した遊びをする。 3．怖い夢をみることがある。 4．過去にあったいやなできごとが、あたかも今起こっているかのように、怯えたり、怖がったり、泣きだしたりすることがある。 5．何かを思いだして、取り乱すことがある。 6．何かを思いだしたのをきっかけに、身体がしんどくなったり、腹痛・頭痛・嘔吐、吐き気などを訴えることがある。 7．何か特定のできごとが、また起こるのではないかと怖がるような態度を避ける。 8．あるできごとを、悪いことの前兆だと思っている（こだわり、ジンクスなど）
回避・マヒ	9．特定のできごとについて考えたり、話したくないという。 10. 特定のできごとを思いだせるような場所や人や物、あるいは活動を避ける。 11. 過去に合ったいやなできごとを、思い出しにくい。 12. 新たな活動に興味を持ちにくい。 13.「赤ちゃん返り」（退行）がある。 14.「一人ぼっちでさびしい」といった様子がみられる。 15.「わかってくれない」ということがある。 16. 大人にまとわりつくことがある。 17. 感情表現がとぼしい。 18. 遊びやイベントの計画を上手に立てることができない。 19. 将来の夢をもっていない。 20. 特定のできごとを自分のせいで起こったと感じたり、自分をせめる。
過覚醒	21. 寝つきが悪い 22. 途中で目を覚ます。熟睡できない。 23. 怒ったり、かんしゃくを起こすことがある。 24. ものごとに集中できない。 25. 警戒心が強かったり、用心深い素ぶりをする。 26. 急な物音にびっくりすることがある。

この質問表は、子どもと生活をともにする大人から見たチェック・リストになります。評価は、1. まったくない、2. 少しある、3. ときどきある、4. しばしばある、5. いつもある、0. わからない、で評価されます。

「特定のできごと」とは「ショックなつらいできごと」ないしは「それと関連したできごと」を示します。各群の合計点を項目数で割った値を比較し、かつ、各群での高い得点項目に注目します。

乳幼児期から小児期に虐待を受けた被害者の成人期での大脳皮質の成長を調査した研究があります。暴言・虐待をうけた子どもでは、左脳の聴覚野の成長が有意に遅れており、性的虐待では一次視覚野周囲の成長が遅れている結果がでています。また、虐待を受けた年齢にも差がみられ、幼少期では、記憶のセンターである海馬に、思春期では前頭前野によりつよい影響を受けていることが報告されています。しかし、トラウマ病態の評価では、受けた時期、その内容、当時の生活環境などをよく理解して、判断することが重要です。

トラウマへの対応については、すでにいろいろな解説書や指導書がでています。対応への具体的内容を解説することは、本書の目的ではありませんので省略しますが、何より子どものこころに寄り添う姿勢が大切であることを強調しておきたいと思います。

三　身体から崩れていくストレス—こころがストレスと気づかないのです—

なんとなく子どもの生活環境が、しっくりいってないように感じられる、なんとなくストレスを受けているように感じられる、なんとなくやる気がないように感じられる。このような子どもが、しばしば頭痛や腹痛、嘔気や下痢、月経不順、まれには手足がうまく動かない、声を出しにくい、発作的に意識をなくすなどを訴え、医療機関を受診してくる場合があります。専門用語でいえば身体表現性障害 somatic symptom（DSM-V）という疾患群です。

不安があってもそれをうまく表出できなくて、身体の不調で訴えてくるのです。対応する診療科は、小児科や心療内科です。この現象は、子どもにも成人にもみられますが思春期から若年成人に多く見られます。症状は多くが学童期の後期から中・高校生のときにはじまります。反復する場合だけでなく持続的な場合も少なくありません。症状は、痛みや健康不安です。作為症（詐病）の場合もあります。運動や感覚障害の場合には、突然に意識をなくして倒れたりするため転換性障害 conversion disorder（転換反応）と診断される場合もあります。このような場合、通常での発育歴、診察所見、脳波やＭＲＩ、血液検査などの検査で異常がみつかることはまずありません。しかし、これらの訴えは、日常生活のリズムをいちじるしく低下させ、仕事場や学校に行けない状態を続けさせていきます。

通常の医学的検査に異常がみつからなくとも、身体の機能では異常を訴えてくるのです。食べられないと訴える神経性無食欲症ではちょっとしたストレスを契機に発症しています。本人は痩せたかったと訴えますが、かならずしもそれが本当の要因とは思えないのです。脱毛が生じる場合もあり、円形脱毛症と診断されます。リストカットで手首をきる自傷行為の場合もあります。自傷行為のほとんどは、本当に自殺したいと思っているのではありません。しゃっくりのような声を続けてだす音声チック、声ではなく頸をみょうに傾けたり、手足をぴくぴくさせる場合もあります。医療機関で関係のありそうな検査をしても異常はみつかりません。仮にみつかっても、その病態を説明するほどの異常値ではありません。

これらの病気は、しばしば原因不明のため、病名は上に述べましたように症状に準じてつけられています。背景には、ストレスのほかに気質的、性格的偏りを感じさせるときもあります。正しい病名が後でわかってくる場合も少なくありません。このような場合、多くの医療機関ではマイルドな精神安定剤が投与されています。たしかに病態がはっきりせず、心理的背景がつよく感じられる場合に、精神安定剤が有効な場合もあります。しかし、有効性への客観的データーは少ないのが現状です。いわゆるプラセボー（偽薬）効果です。結局、子どもたちへの対応は、臨床心理士にまかされてしまうか、医療機関を転々とドクター・ショッピングになっていくかです。残念ながら、わが国の保険・医療体制では、子どもとの信頼関係の上に立ったていねいな診療と心理指導は支払額が少ないため難しいのが現状です。

アメリカ精神医学会は、二〇一四年五月に精神疾患分類を新しく改定しました（ＤＳＭ－Ｖ）。残念ながら、これらの領域の病態解釈と分類もすっきりした内容にはなっていなく、これからも問題は長く続きそうです。これらの病気には、その国のもっている社会文化的特質がふかく絡んでいるからなのでしょうか。

身体表現性疾患の病態は、幼いときからの自律神経系、辺縁系、免疫系の成長にバランスが偏っていたり、背景として遺伝的因子や生後環境での偏りなどが見え隠れしていたり、さらに本人の甘えの性格が絡み合っていたり、結果として、これらの解決がうまく進んでいないことなどが重なりあっています。それだけに解決はやっかいです。病態が複雑な上に、同じ病名であっても、一人ひとりの背景は異なります。残念ながら本書でも解決の方策をすんなりと提言することはできません。わたくしがカウンセリングを行っている子どもたちでも、背景や内容、経過がそれぞれに異なっており、なかなかまとめることができないのです。ただ、場合によっては家族や本人の努力、関係者の時間をかけた努力などでうまく解決している場合もあります。時間がかかってもあきらめないこころへの語りかけです。指導のもっともむずかしいところですが、患児との長いつき合いで、少しずつ解決への道筋をさぐっていく根気が大切となりましょう。

第五章のまとめ

ここでは、子どもがうけるストレスとそこでの不安、そして、それが具体化してくるトラウマ、本人も家族も理解できない身体の不具合で表現されてくるこころの不安について述べてきました。子どものストレス不安とトラウマへの対応には、家族の冷静さと根気つよさと注意深さと親の寄り添う姿勢が求められることになります。時には、それは冷たく見えるかもしれません。しかし、それが子どものこころをつよくすることにもなるということです。親がいっしょに不安がっていてはいけません。親の対応がカギを握っているのです。冷静な対応を考えてほしいと思います。

なお、この章では、この問題についての記述はとりあえずここで幕を降ろし、第六章で根本的に育ちの面からのこころを支える力の育ちをさぐってみたいと考えます。こころを育てる方向からのアプローチです。この第五章で悩んでおられる方は、第六章の年齢という道順に沿ったこころの育ちを読んでいただき、現在の問題点を過去の問題点と比較しながら、客観的に考えていただき、解決への道順（トリアージ的考え）を考え、それに沿って解決への努力をしていただくことを期待したいと思います。

☆エッセイ⑥　もうひとつの図書館☆

外国で生活をされた研究者には納得していただけると思うのだが、一人外国の地にいると図書館はこころに安らぎを与えてくれる。異境の地にひとり投げ出されたとき、困るのは愚痴をいったり、相談する相手のいないことである。研究がうまく行かないとき、実験のやり方に悩むとき、不愉快なことが生じたとき、わたくしはよく図書館に行った。図書館で書棚から雑誌をとり、机に座り、文字を見るともなく、音楽を聞くともなく、わたくしはいろいろなことを思い浮かべた。このようなとき、雑誌の横文字は便利なもので、自分の想念にはまったく影響を与えなかった。部屋は静かであり、気をつかう人もいなく、わたくしのこころは安らいだ。それは、ちょうど現在の小・中学校でいじめにあった子どもたちが駆け込む保健室のようなものだったかもしれない。しばらくそこに座っていると、あらたな挑戦の気持ちがまた湧きあがってきたものであった。わたくしの留学地には日本人がいなかったことがそうさせたのかもしれないが、図書館はわたくしに疑いもなくこころに安らぎを与えてくれた。

いま、ふっとその時のことに思いを馳せるとき、当時のわたくしと同じ気持ちでいる人々がわたくしの周りに少なからずおられることに気がついた。大学病院に入院されている患者さんたちである。この方々はこころに安らぎがほしいとき、病室からいったいどこにそれを求めて行かれるのであろうか。たしかに、わたくしが外国でおかれていた状況とは異なり、周りには日本語が聞こえ、家族も面会に来られ、隣りの患者さんや看護婦さんと冗談のひとつも交わし、気がまぎれるかもしれない。しかし、誰にでもひとりでじっと考えにふけりたいときもあろう。自分の病気のこと、将来のこと、そして、家族のことなど。今、大学病院はひとまわり大きくなり、モダンになった。しかし、患者さんに安らぎを与えてくれる場はどこにと考えるとふっと心配になる。

病院のどこか片隅に文芸書や家庭書の書棚があり、そこに生け花などが活けてあり、静かなＢＧＭが聞こえ、贅沢ではないがゆったりと座れるイスがあり、自由に本をとって読め、ときには居眠りなどをしながら思案にふけるコーナーがあったら、どんなに患者さんたちのこころは安らぐことであろう。具体的なサービスはすべてボランティアによって自由に管理してもらう。このくらいなら病院長もそう困られはしないだろう。病院の中にできるもうひとつの図書館。こんなことを期待するのは無理なのであろうか。外国での不安だった時代をふっと思い出しながら、また、もし自分が入院患者ならと思いを馳せてみた。

（鳥大図書館ニュース一九九八年四月版）

第六章

こころを支える力はどう育つのでしょうか

この最後の章の目的は、こころを支える力をどう育てるかにあります。人だけが持つこの影響されやすいけれどすばらしい宿命をもつこころが、相手に気遣いをしながら、自分のありのままの気持ちを率直に示し、かつ安定した思考力で、自分を維持できるこころに育てるには、どうすればよいのかを考えてみたいと思います。こころを育てるには時間がかかります。子育ての中心的なテーマだからです。したがって、ここの記述も、子育ての順序にそって胎児期からの育ちから述べていきます。すでに述べてきましたように素質は、人がそれぞれに生まれつきに持っているものです。しかし、その素質は胎児期から生後の育つ環境によって特徴あるこころに成長していくことになります。ドーキンスが述べたように素質は料理のレシピです。同じレシピでも美味しい料理になるか否かは作り手（親）の腕しだいなのです。

こころは、生まれつきの（生得的）素質からはじまり、胎児期の育ち、母子の絆、幼児期のことば環境、学童期の認知力の成長、思春期のこころの葛藤、初期成人での社会への挑戦、という順序でこころは育っていくと考えます。こころを支える力の成長には時間と努力が必要です。

こころは、知・情・意からなるとギリシャ時代からいわれてきました。こころを支える力の育ちは、知・情・意の育ちを意味します。中でも、情の育ちが重要になります。幼い時から育ちはじめるからです。知と意はその後の学習と努力によって育っていき、情を支えることになります。最初に育ちはじめる情は、発生的に旧い脳である辺縁系の機能と密接に関連しています。辺縁系の育ちには感受期があります。年齢の経過とともに情は、知と意の成長に合わせて自らを育てていくのです。こころを支える力のバランスある成長です。

情の育ちに、もっとも影響するものは環境からのストレスです。こころの育ちには環境が無視できません。悪い環境はストレスの多い環境です。その中でもこころはつよく育ちます。育てなければならないのです。多くのストレスは、本人のこころのもち方ひとつで症状は軽くもなり、重くもなります。環境へのこころの対応です。わたくしのように戦争中に小学校（当時は、国民学校）を過ごした人間にとっては、満足に食べられないことがストレスでした。今の子どもたちのストレスへの反応には、理解しがたいような過剰で、か細い反応がります。この過剰で、弱々しくもみえる反応は、いまの日本が戦争中とは比較にならないほど平和で豊かな社会のお蔭なのでしょう。これは、子どもたちだけのことではありません。メディアの記事やテレビ討論の発言内容を聞いていると、これが大人の発言かと耳を疑うような幼い考え方にしばしば戸惑いを感じます。しかし、これが今の日本の現実かもしれません。ちょっとしたストレスにも不安を感じる人たちの多さです。こころの弱さです。

アダムとイブが、神の禁止にもかかわらずリンゴの実を食べ、自分をみつめ、周囲を意識するようになったと旧約聖書は書いています。他人のしめす行動や能力を自分のそれと比較するだけでなく、模倣ができ、さらに人のこころもわかる能力をホモサピエンスが得たことが、ストレスと不安を人の宿命として持つようになったと理解します。ホモサピエンスがもつこころの宿命です。

なお、この章では、しばしば第二章の心理学で説明したこころの用語がでてきます。不明瞭なところはふり返って確認していただければ幸いです。

また、本書を読まれる方には、今から妊娠される方もおられるでしょう。今が、子育てまっ最中の方もおられましょう。子育ても後半で、お子さんが高校生や大学生の方もおられましょう。子育てが半分を過ぎた方々には、本書はもう手遅れかと思われるかもしれません。けっしてそうではありません。本書では、そのような方々にも少しでもよい方向へのアドバイスになるように記したつもりです。また、子育てが終わっておられる方々もおられましょう。その方々にもお孫さんたちのことで参考にしていただけるように書いているつもりです。ぜひ、筆者の考えを理解していただき、子育ての参考にしていただければ幸いです。

一　胎児期の育ち―こころの素材を準備するときです―

ここでは健康なこころの基礎、すなわち、しっかりしたこころの入れ物とそれを支える健全な身体をつくるにはどのようなことが重要かを述べます。

結論からいえば、健康なこころをもつ子どもを産むためには、お母さんは健康な身体とこころを常日頃から準備しておくことです。そして、それをお父さん（夫）や家族、地域社会が気遣うことです。明治維新の立役者、吉田松陰も、妊娠した女性は自分の行動に気をつかい、正しい生活をおくれば、生まれてくる子どももはりっぱに育つと述べています。

受精卵は、四十週で赤ちゃんとなり生まれます。妊娠初期の十週ぐらいまでは胎芽期とよばれます。受精卵が細胞分裂をくりかえし、胎児の原型をつくっている時です。妊娠十週で、身体の原型はほぼできあがります。手足、躯幹、頭部、心臓、肝臓などの原型ができあがるのです。お母さんにとっては、妊娠十週はまだ自分が妊娠したかどうかもわからない時です。妊娠したと気づいたときにはすでにお腹の胎児は、身体の原型を作りおえています。さいわいに、この時期の細胞分裂は、母体が健康で、ストレスが少なければ順調に経過していきます。この時期に細胞分裂がうまくいかない場合は、胎児は流産となるか、流産にならない程度の小さい問題ならば、奇形をつくって生まれます。心臓などの奇形です。

なお、奇形の原因には、つわり止めのくすりによるサリドマイド奇形や放射線被ばくによる奇形などが知られています。生活環境には注意をはらっておかねばなりません。さいわいにこの頃の胎児期には、まだこころを作る時期には至っていません。状況は妊娠前と同じと考えましょう。したがって、この時期は、母体が身体もこころも健康であることが重要です。たとえ心臓奇形をもって生まれた子どもでもこころはつよく育ちます。本書に載せているエッセイ①ロゴスをお読みください。

なお、最近の分子生物学は、第三章で述べましたように、受精卵が分裂をはじめてから胎芽期を過ぎる期間をエピジェネティクス（後世的発生）の時期と考えています。最近の分子生物学の進歩は、この時期に遺伝子の不自然な動きで胎児に異常をおこさせることがあることを明らかにしてきました。この原因には、悪い環境因子の存在も取りざたされています。夫婦にとっては、規則あるサーカディアン・リズムを維持し、心身ともに健康で、安定したこころの生活を保つことがもっとも重要であると理解しておいてください。

健康な身体でいるということは、乱れた生活を慎みましょうということです。妊娠したことがわかる十週以降の赤ちゃんは、胎児期とよばれます。この時期の赤ちゃんは、細胞分裂をくり返し自分の臓器や躯幹・四肢を少しずつ充実させていきます。充実には材料が必要です。その材料は、母親の血液から胎盤をとおして送られてきます。胎盤のすばらしいところは、有益にならない材料は選択的に排除し、必要なものを選択的に取り込んでいることです。つわりなどで食事が十分に取れなくても心配はいりません。つわりがひどかったからこころの弱い赤ちゃんが生まれることはありません。

妊娠中の胎盤は、胎児に有益なものしか選ばないと書きました。しかし、まれには害になるものを間違って選ぶ場合もあります。それは、タバコ喫煙によるニコチン、飲酒によるアルコール、麻薬、胎児に感染するウイルス、不用意に服用した薬やレントゲン検査などです。まず、何らかの不都合で医療機関にかかる場合、妊娠している女性は、自分が妊娠していることを医師にかならず伝えてほしいと思います。あとの問題は自己コントロールです。ニコチン、アルコール、麻薬などは、一～二回の投与では問題にはなりませんが、常習の場合は、胎児にあきらかに影響をあたえます。ニコチンは、神経細胞のアセチルコリン受容体をこわすことがわかっており、注意欠陥・多動症の原因として知られています。家族からの受動喫煙も同じです。また、アルコールも胎盤を容易に通過するため、ビタミン欠乏をおこし神経細胞の充実を阻害し、知的障害をもたらします。胎児性アルコール症候群とよばれます。ウイルス感染では、風疹ウイルス、サイトメガロウイルス、単純ヘルペスなどいろいろな胎児感染症が報告されています。動物から感染する原虫のトキソプラズマ感染では生肉を食することで感染します。モツを含めた生肉を食べることは慎みましょう。

残念ながらウイルス感染症については、ウイルスのすべてから胎児を守ることはまだできません。ただ、問題の大きい風疹ウイルスなどは、妊娠前の予防接種で予防ができます。先天性風疹症候群は、難聴、心臓奇形、白内障、脳障害などの障害をおこします。ぜひ、高校生のときから予防接種をしておきたいものです。また、エイズ・ウイルスの感染も恐ろしい感染症です。胎児に感染するリスクを覚悟せねばなりません。エイズ・ウイルスに感染した場合は、胎児への感染だけでなく、自分自身の身体からもエイズ・ウイルスを排除することができません。不用意な性交渉は避けましょう。

胎児も二〇週をすぎて後半になりますと、これらの臓器は、すこしずつそれぞれの機能を発揮するようになります。肝臓は肝臓の機能、腎臓は腎臓の機能をスタートさせます。胎児の脳で早くから機能を発揮するのは、脊髄、脳幹、間脳（視床）、辺縁系です。進化的に旧い細胞の領域です。これらの解剖学的な位置関係は第四章の一健康力をご覧ください。

脳幹は、生命維持のセンターだけでなく、音の入り口です。胎児はお母さんの声を意味はわからないまでもすでに聞いていています。生まれたばかりの赤ちゃんが、お母さんの声にとくに反応しやすいことはよく知られています。お腹の赤ちゃんへのお母さんのやさしい語りかけは、赤ちゃんにとってやすらかな刺激となり、脳の成長をただしく導くのです。妊娠後期にお母さんが読んで聞かせた本に生後の赤ちゃんがよく反応するという報告もあります。お母さんの声の中に含まれるリズムや音の流れを胎児がキャッチしているのでしょう。人の赤ちゃんは、他の動物にくらべて人のことばによく反応するという報告もあります。この話しかけは胎教とよばれています。お母さんが、お腹の赤ちゃんとお話しをすることで、お母さん自身の精神状態もやすらかになります（図6－1）。お腹の赤ちゃんは、お母さんが眠ると静かになります。お母さんが目覚めると、赤ちゃんも手足を伸ばしごそごそと動きはじめます。お腹の赤ちゃんは、自分の生活リズムをお母さんのリズムに合わせています。お母さんが、いろいろな事情からこころが不安定になったり、生活リズムが乱れますと、赤ちゃんも緊張し、成長のリズムがおかしくなります。ＤＶ（ドメスティック・バイオレンス）によってお母さんの生活リズムが崩れると、赤ちゃんはしばしば予定日をまたずに出生することになります。未熟児での出生です。妊娠三〇週ぐらいの赤ちゃんでは、肝臓や肺、大脳などはまだ充分に完成していません。医学的に管理された保育が必要です。未熟児の保育に充分な注意が求められるのはこの理由からです。

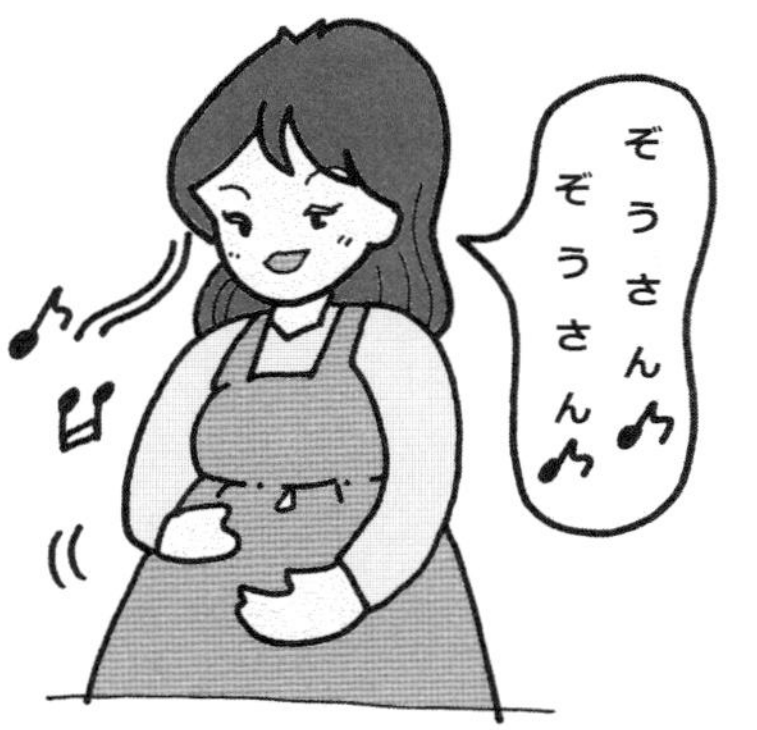

図 6-1　幸福そうな妊婦
お腹の赤ちゃんには、お母さんの楽しい話しかけや歌を聞かせましょう。

在胎三〇週から出産までの時期は、赤ちゃんがお母さんのお腹から外の世界に出ていく準備をしている期間です。具体的には、赤ちゃんの皮下脂肪がふえてきます。出生後のいろいろなトラブルに対応する動物としての準備です。ミルクが飲めない事態になっても、皮下脂肪を燃やすことで赤ちゃんはしばらくですが、生きていけるのです。肝臓、肺、腎臓などの機能もそれぞれに働きはじめています。

脳幹のニューロンは、呼吸運動への準備を終え、大脳のニューロンも大脳の表層に移動し刺激をうけとめる準備を終えています。

まとめますと、妊婦にとってもっとも大切なことは、こころを安らかに保ち、お腹の赤ちゃんに楽しく語りかけることです。お腹の赤ちゃんが母親と同じ生活リズムをとれることは、脳を充実させ、かつドパミンなどの神経伝達物質を生産させることになります。赤ちゃんは生まれてから健康に成長するこころの素材を準備しているのです。

なお、妊娠後期には、しばしば蛋白尿がでたり、高血圧になったりします。医師の指導に従い、食事などでの調節をしましょう。妊娠中毒症が子どものこころに影響を及ぼすことはありません。また、胎児の心拍がおかしくなり、緊急での帝王切開になっても生まれた赤ちゃんの状態がよければ赤ちゃんのこころの成長に影響はありません。

二　乳児期の育ち ―母子の絆によってこころの外枠を作ります―

乳児期とは生まれてから最初の誕生までの一年間を指します。零歳のときです。赤ちゃんは、見る、聞く、触る、匂う、味わうの五感をひらき、笑顔、怒った顔、優しい声、叱った声、美味しいおっぱい、抱っこされているときのお母さんの肌の温もりや匂いなどいろいろな情報を受け止め、感覚機能を育てています。これが育つことによって相手のこころを感じ取ることが可能になるのです。

この世に生まれたとき、新生児はオギャーと泣き、最初の呼吸をします。すなわち、自分の肺に自分で酸素を送り込むのです。それに合わせて心臓は血液の流れを切り替え、胎盤からではなく自分の肺に血液を流し、肺から酸素をとり込みはじめます。オギャーと泣いてからすぐに赤ちゃんは、それまで胎盤からもらっていた酸素を自分の肺からもらうように、スイッチを切りかえるのです。自動的な切りかえです。驚くべき現象です。これは自分の人生のスタートとなります。自分で生きることになるのです。生命を自分で動かしはじめたのです。最初のオギャーは、それほど重要なシステムの切りかえなのです。

生後まもなくの乳児には、すでに視覚、聴覚、嗅覚、味覚などの五感が八〇パーセント以上で機能していることがわかっています。お母さんは、赤ん坊をやさしく抱いて、赤ちゃんの目をじっと見つめて、やさしく声をかけ、乳首を吸わせてください。耳から、肌から、目から、匂いから、お乳の味から赤ちゃんは、お母さんの愛情を受け止めはじめます。その愛情は、ちょうど家を建てるときの枠組みに一致します。こころの土台が作られるのです。第二章三－(三)で述べましたように—ボウルビーは、母親による身体の接触と声掛けと抱きしめの相互作用から、母と子の間には愛着的絆 attachment bond ができると述べました。そして、これが子どものパーソナリティの形成にとくに重要であると述べました（一九五一）。歩けるようになった幼児が母親から離れてもすぐに母親のところにもどってくるのは、自分のこころの安全地帯が、母親であることを愛情ある母親との接触によって学んだからです。これは、インプリンティング imprinting（刷り込み）の現象です。母親の抱きしめや話しかけによる母子の交流は、乳児の安定したこころの成長をスタートさせます。ボウルビーは、これを母子の情動的絆 affectional bond とも愛着的絆 attachment bond ともいいました。動物（ラット）による研究では、乳児期に母親からよくかわいがられたラットはＡＣＴＨやグルココルチコイドの血中濃度が低く、また、セロトニンの分泌も多く、ストレスにつよく、安定した精神状態を保つことがわかっています（図6-2）。

この頃の赤ん坊はよく眠ります。眠りは、新生児から乳児早期にかけての最大の特徴です。一日二十四時間の三分の二になる十六時間ほどを眠っています。そして、その五十パーセントである八時間がレム睡眠のときとされています。生命維持に必要なセロトニンやノルアドレナリンを生産しているのでしょう。こころの情報を受けとる材料をつくっているのです。眠っている時はしっかり眠らせてあげましょう。

乳児期は、発達面からも著しい動きをみせます。第二章で述べましたように、運動では、三か月で首が座り、六か月で寝返りをし、十か月でお座りをし、十二か月でつかまって立ちます。この発達には順序性があります。中枢神経が、脳幹から間脳、大脳へと順に充実するのに応じて運動能力が発達していくのです。脳幹上部の充実で運動には平衡機能が芽生えます。頸の座り、寝返り、お座りを可能にします。

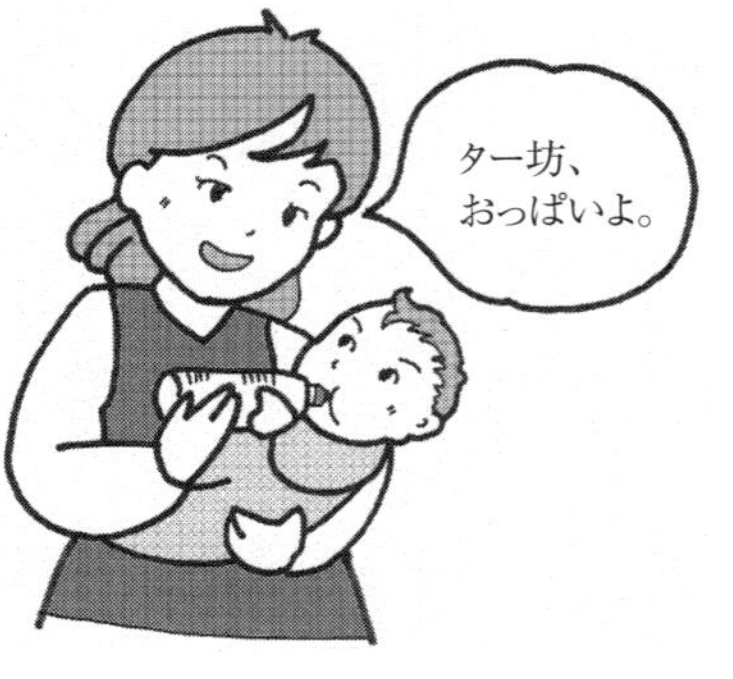

図 6-2　ほ乳
お母さんはミルクをあげながら、目と目を合わせ語りかけましょう。

社会的にも、四か月であやされると笑い、親しみの顔と怒った顔の区別ができ、十か月でおつむてんてんなどの真似ができ、人見知りがはじまります。言語面でも六か月で人に向かって「うー」や「くー」などの声をだします。クーイング cooing とよばれています。十か月で人の声や動作をばくぜんと理解し、バイバイに反応します。これも大脳の感覚野のニューロンと周囲の連合野のニューロンが連結したため、理解ができるようになったのです。笑顔での反応、ことばでの反応は、コミュニケーションのスタートです。母と子の声かけは、あたかも二人だけの会話のようです。第二章で述べたマザーリース motherese です。赤ちゃんがことばを学びはじめた第一歩なのです。目覚めた後の母親のやさしい声は、赤ちゃんの脳にこころの安全地帯をつくるスタートになっていきます（図6-3）。

哲学者ルソーは、「人の一生涯でこれほど一生懸命な時期はないだろう」と述べています。それだけに母親と家族は、それに応える対応をしなければなりません。声をかけ、抱っこし、見つめ合い、赤ちゃんと遊ぶのです。

後半の乳児は、よく握っているオモチャを上から落とし、誰かが取ってくれるのを喜び、それを繰り返して遊びます。手をはなすとモノが落ちる、落ちると誰かが取ってくれる。遊びの関係を発見します。わざと母親の顔を見ながらいけないことをくり返すことも知ります。

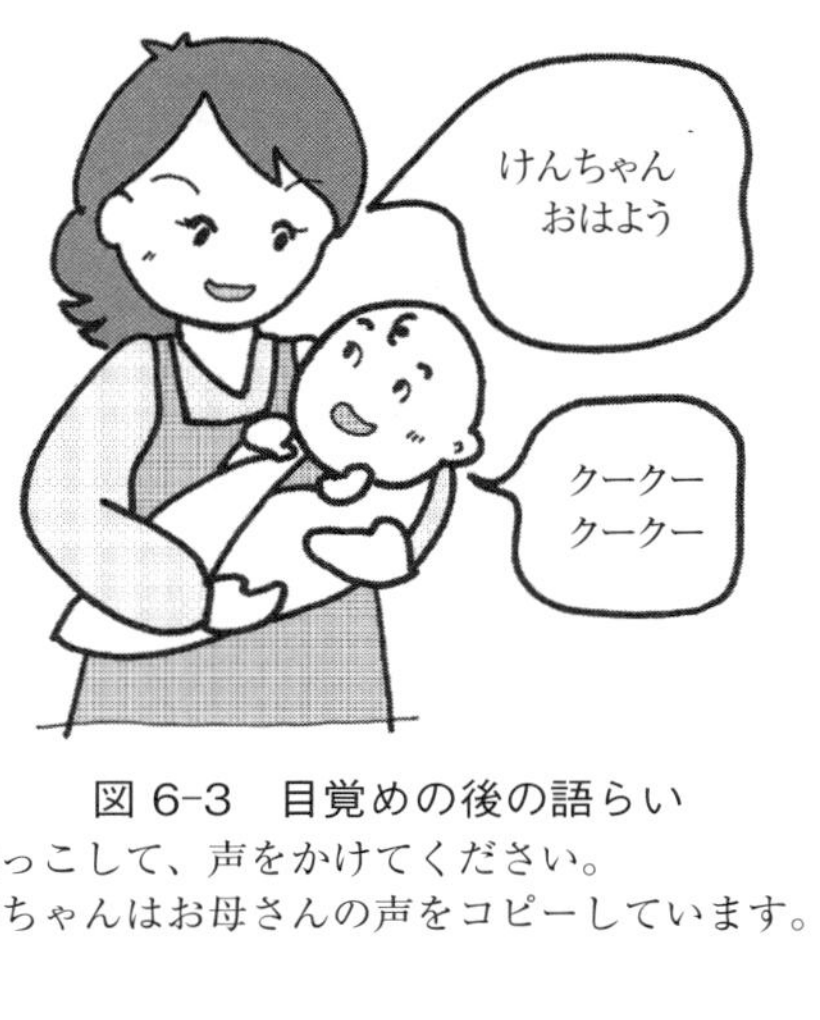

図 6-3　目覚めの後の語らい
抱っこして、声をかけてください。
赤ちゃんはお母さんの声をコピーしています。

ピアジェは、この時期を感覚運動的発達（〇～二歳）の前半期としました（第二章三-（二）参照）。運動することと感覚することの一致を知るのです。また、赤ちゃんは、相手の表情を理解し、相手の声の色を理解し、相手の気持ちを理解できるようになります。いつも一緒に遊んでくれる年上のお兄ちゃんが、泣いているとどうしてだろうと不思議そうに見つめたり、一緒に泣いたり、泣いてはだめだよと傍に近寄ったりします。相手のこころの変化を理由はわからないまでも感じとりはじめるのです。この乳児期に家族のこころを感じ取る行動は、社会脳のスタートとしてこころの動きにつながる重要なこころの発達のスタートです。第三章三-（三）でふれました「こころの理論 EQ」とよばれるこころの交流のはじまりです。これらの反応は、大脳辺縁系と前頭前野との神経機構の連結的成長として研究が進められています。

このような発達を支える背景には身体の変化もみられます。三キログラムで生まれた新生児は、十二か月で体重は三倍の九キログラム、身長は一・五倍の七十五センチになっています。この増加の背景には体内の水分比率の減少もあります。水分比率は、新生児期の八〇パーセントから徐々に低下していますが、大人の六〇パーセントに比べるとまだたいへんな水分量です。水分比率の多さは、赤ちゃんの細胞分裂をたやすくし、大きくさせるのです。これらの変化には、もちろん食べ物の供給があります。塩分を少なくする食事がたいへん重要です。塩分を少なくすることは、血液の浸透圧を低くし、細胞分裂をスムースにし、身体を大きくするからです。当然、脳の充実も順調に成長します。

生後四か月までの食事は、母乳が中心となります。母乳が不足するようであれば、人工ミルクで構いません。なお、母乳の利点は、エネルギー供給の利点だけでなく、免疫系の順調な成長に欠かせないタンパク質（グロブリン）をおおく含んでいることです。感染から身体を守り、成長を順調に進ませます。また、母子の会話は、前にも述べましたように母と子の精神状態を安定化させ、親子の絆を確実なものにしていきます。

日本民族は基本的には穀物民族です。米、麦、いもなどの穀物を主食とした食事が主体となります。タンパク質や脂肪は、植物に含まれているものと魚ぐらいで十分です。最近の食物アレルギーの複雑さは、食物の消化能力が未熟な乳児に早すぎる動物性離乳食の投与が起因しているのではないかという不安をぬぐいきれません。離乳食のスタートは、動物性蛋白ではなく、穀物性蛋白からの離乳食が優先されるべきだと思います。動物より植物が地球上にさきに生まれているからです。なお、魚油や植物油にはω^{3}脂肪酸とよばれる必須脂肪酸が多く含まれています。ω^{3}脂肪酸が多く含まれている食事については、うつ病を軽くする、子どもの学習能力を高めるという研究が行われています。つよいこころを作っています。

なお、テレビなどで提供されるメディアでの遊びは、自然の多角的な認知刺激と同じではありません。機械的で奥行きのない、平面的で、計算で限定された刺激は、統合的な成長をいびつにさせ、こころの成長を妨げるリスクとなります。ヒラリー・クリントンが、「二歳まではテレビを見せない」運動をするのはこの理由からです。地球上で網膜に直接はいってくる光は、太陽光線と電燈の光とテレビ光線の三つしかありません。太陽と電燈の光は色も光度も変化しません。そのため乳児は興味をもちません。変化するのは、テレビの光だけです。乳幼児はここに興味を示すのです。しかもその光エネルギーは、脳の神経細胞をまちがった方向に連結させてしまいます。わたくしたちが日常で利用している光は、多くが太陽からの反射光です。太陽の光は、いろいろな性質の光をもっており自然光とよばれます。わたくしたちの脳は、この光を基本として光を受け止めるよう視覚系は成長していきます。成長の途上にある幼弱の脳にテレビ光線のようなつよい人工の光が多く入ってくると、脳はそれに反応するように成長の方向を変えます。ローレンツが明らかにした刷り込みによる脳の変化です。変えられた脳は、人の表情のような自然の光によって変わる微妙な変化をとらえにくくするのです。人のこころをキャッチできにくくするのです。

以上をまとめますと、乳児期のこころのスタートは、母親との愛着的絆で安定したスタートをきることができることです。イヌやネコの赤ちゃんが親から舐められて育つシーンを思い浮かべてください。人も同じなのです。これがストレスにつよいこころを育てることになります。もちろん、そこには母親を支える家族の暖かいサポートと楽しい働きかけが必要です。身体的には、十分な睡眠、そして離乳食の適切な投与と母子手帳にしたがった予防接種となりましょう。離乳食は、四、五か月頃から果汁、そして穀物性離乳食からはじめましょう。

赤ちゃんの腸粘膜は崩れやすいのです。早すぎる動物性蛋白の投与は、崩れた腸粘膜から不必要なアレルギー抗原を赤ちゃんの体内に与えることになります。注意すべきことは栄養不足ではなく、与える栄養のアンバランスです。テレビの光線が与える脳への影響にも気をつけましょう。母子や家族との絆の上に安定したこころの素材が作られるとき、赤ちゃんのこころは順調に育ちはじめるのです。

なお、赤ちゃんに夜泣きはつきものです。睡眠脳波の研究から、昼間に生じた体験を不安と重ねて想いおこすときに生じると述べる人がいます。正直なところわかりません。しかし、夜泣きが将来にわるい影響を与えることはありません。しばらく抱っこして眠るのを待ちましょう。

三　幼児期の育ち―こころの部屋を準備するときです―

幼児期は、お誕生日の一歳から六歳までをさしています。ピアジェは、この時期の子どもの発達を前操作的段階として前半の二～三歳と後半の四～六歳に分けて考えています。前半はシンボリック期、後半は直感的試行の時としています（第二章三－（三））。ピアジェが分けた理由は、この時期の子どもがみせる発達のダイナミックさと、生活環境のはげしい変化を、ひとつにまとめることが困難と感じたからなのでしょう。運動機能でいえば、やっと歩き出した一歳のときからサッカーや野球遊びに興じる五、六歳の子どもたちが見せる運動能力の差です。ことばの使い方も劇的です。二歳の二語文の時代から六歳では時間や方向・色などのことばを使えるようになります。理屈もそれなりに述べてきます。生活環境でも前半の三歳までは家族中心の生活環境ですが、後半では保育園や幼稚園の時間が生活の半分を占めてきます。環境の変化で受ける刺激の劇的な増加です。したがって、この節でも二つに分けて話しを進めていきたいと思います。

二〜三歳までの運動発達では、いま述べましたように九十パーセントの子どもが一歳六か月で歩けるようになり、三歳で片足立ちができるようになります。これは地面との接地面積が両足から片足へと小さくなったことを示します。バランス能力の成長です。上肢機能も粗大運動から微細運動への発達になり、握る・投げるから鉛筆で丸を書き、積み木を並べ、コップの水を別のコップに移したりします。生活面ではごはんをこぼしながらも自分で食べられるようになり、排尿を知らせるようになってきます。身辺の自立です。

二〜三歳でのこころの成長・発達では、①ことばや認知面の発達、②社会性の発達、③対人関係の中での情動の成長の三点が重要となります。三つのこころの部屋といえましょう。この三つの部屋はたがいに関係しあい、こころの基礎をつくっていきます。「三つ子の魂百まで」です。

ことばの発達については、すでに述べましたように模倣語からはじまります（図6-4）。家族の声を模倣していきます。多くの子どもは、二歳になると単語から二語文へと発達します。構文 syntax です。そして、体験により事象とことばの一致が進みます。おっぱいは、乳の白い色と美味しい味と空腹が満たされるという現象が重なった意味として理解されていきます。ことばの数の増加は、モノの名前と意味が一致する具象的なことばから怖いや悲しいなど感情に訴える非具象的なことばへと二方向で発達していくことになります。非具象的なことばは、お

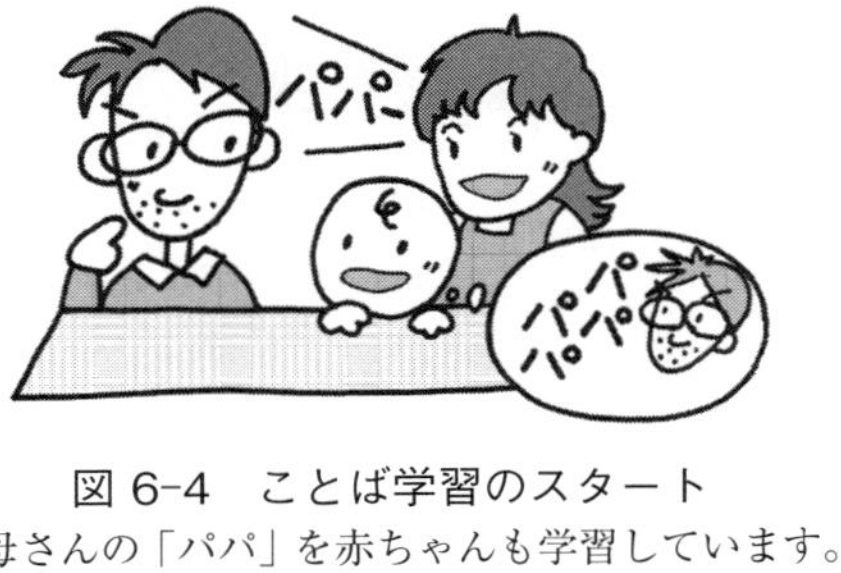

図 6-4　ことば学習のスタート
お母さんの「パパ」を赤ちゃんも学習しています。

母さんの絵本の読み聞かせでさらに伸びていきます。「こわいワンワンがいるね、美味しそうなリンゴだね」からの「こわい」や「おいしそう」の非具象的なことばを絵本の読み聞かせで教えてもらっています（図6-5）。保育園での保育士の絵本読みとそれを真剣にみつめ、感嘆のことばをかける子どもたちの表情を見ていると、彼らのこころが大きく育っていくのを感じます。この非具象的なことばは、子どもたちとの遊びの中でさらに数の増加と理解を深めていくことになります。子どもたち同士の豊富な遊びは、お母さんからの絵本で学んだことばの意味をさらにしっかりとしたものに理解させていくのです。

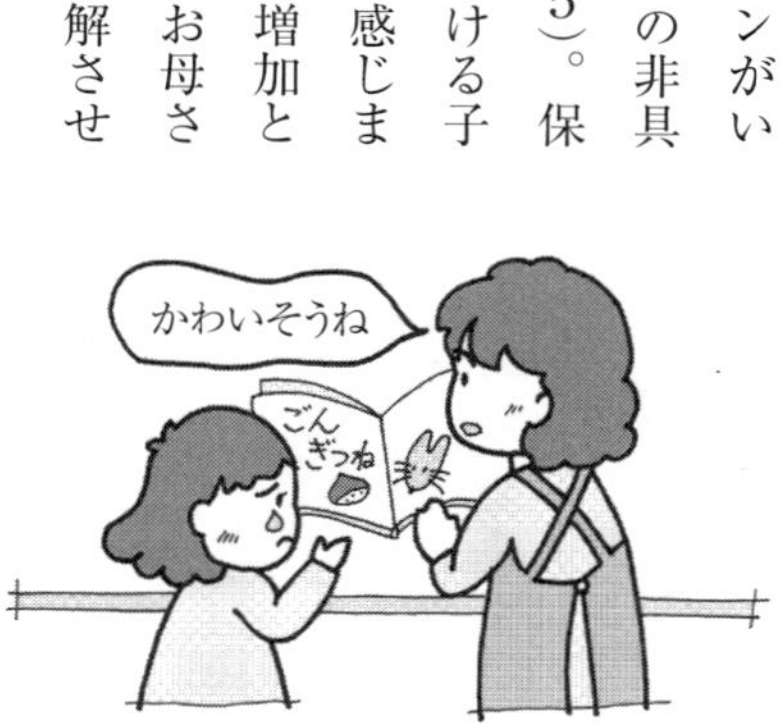

図 6-5　絵本の読み聞かせ
「悲しい」「うれしい」「おいしい」や「痛い」を知ります。

認知面の成長も、ことばの発達とともに進みます。ピアジェが述べた物ごとをシンボリックに見る時期なのです。電話ごっこでは、オモチャの電話を本物とシンボリックに理解し、それをまねて遊ぶことになります。イヌや人形のぬいぐるみもおやすみに誘導させてくれます。こころの中でのイメージ化のはじまりです。シンボル遊びのもう一つの重要な発達は、子どもの絵書きや物つくりです。はじめて書いた絵は何を描いているのかわかりません。丸をぐるぐると重ねて描いたり、線を横なぐりに描いています。親は「何を描いているの？」ではなくて、「お爺ちゃんのお顔かな」「お花かな」とイメージから相槌を打ってください。子どもの絵はしだいに何を描いているのかがわかるようになります。自分の書いた絵が何かのシンボルであることを言えるようになります。「これお爺ちゃんの顔だよ、笑っているよ」などです。

「人は社会的動物である」といったのはギリシャの哲学者アリストテレスでした。社会性の発達は、人が生きていく上で避けることのできない行動の成長です。社会性の発達は、身辺自立からはじまります。排尿・排便や食事のマナーです。この社会性の発達もしばしば模倣からはじまります。それを褒め、習慣化にもっていくことが大切です。保育効果です。しかし、子どもたちの中では、時間的に早くできるようになる子どももと遅れる子どもがいます。心配はいりません。待ってあげることです。時間とともにできるようになります。社会性には、身辺自立のほかに人とのコミュニケーション力の成長があります。家族内から集団での遊びへと内容を広げていきます。しかし、その遊びでは、子どもは自分の気持ちをなかなかことばで伝えることができません。考え方も自己中心的です。ことばを使わないで行動するのですから周りとトラブルをおこすのは当然です。家庭といえどもひとつの社会です。親子や兄弟姉妹の間でのトラブルは日常茶飯に生じます。叱る側と叱られる側、泣く側と泣かない側です。社会環境が保育園や幼稚園になりますと、そこは家庭よりずっと大きい社会になりますので、内容はさらに大きく複雑になりましょう。

そこでの社会性は、しつけ（home training）によって教えられていきます。しつけとは、人として自立する礼儀・作法を身につける文化的・社会的発達の指導と定義されます。しつけは、一歳六か月ぐらいからはじまります。もちろんその内容は年齢によって異なりますが、しつけは、年齢が幼いほど叱ることになります。強制的です。叱る程度がどこまでならしつけなのか、教育なのか、どこからは虐待なのかは、一律にはきめられません。親が子をしつける行動は、子どもに無意識の記憶を残すことになるといわれています。虐待を受けた子どもが、成人になって無意識にわが子を叱る行動が、虐待になってしまうことはよく知られています。しかし、親が子どもに自分は小さい時にはこんなに教えられたと話すことばも同じです。しつけには二つの理解が必要となります。ひとつは、その時の内容が、賞罰ではなく善悪を教えるものでなければならないこと、あとひとつは、しつける側には深い愛情のあることです。しつけの重要さはそこにあります。しつけは、子どもに社会性を教えるだけでなく情動・性格の成長をうながし、人間形成の基礎をつくります。マシュマロ・テストで有名なウォルター・ミシェルは、がまんすることに注目し、一〇年後の結果を本に発表しています。がまんできた子どもは対人関係で理性的に判断ができ、社会適応性がよかったと述べています。わがままをがまんするしつけは、仮縫いともいわれます。仮縫いのゴールは、その糸をはずすことに目標があります。仮縫いのかけ違いでは、少しのミスなら本縫いで目標にそったものに補正することができます。

情動と社会性はこころにとって表裏の関係です。情動を感情と読みかえてもかまいません。情動の成長は行動にみることができます。情動は、他者との共感や同情からはじまり、社会的行動に成長していきます。落ち着いた、すぐ感情的にならない、じっくりとまわりをみることができ、相手に思いやりを感じることができる情動の育ちを目標にします。心理学者であるボウルビーは、人生の最初の二年間における親子関係が、人の情動的関係の基礎をきづく時と述べています。アメリカの心理学者ジョン・B・ワトソン（一八七八〜一九五八）も、情動の基本として怒り、恐れ、愛をあげ、これは環境によって学習され、性格の基礎になると述べました（一九一三）。

性格は、情動の上につくられていきます。情動の底辺にあるものは素質です。広辞苑は、素質を生まれつき持っている性格や能力と説明しています。英語では、nature となります。Nature は、自然とも訳されます。ブリッジェスは、新生児から乳幼児での情動の広がりを、新生児では興奮と苦痛、三か月では快、不快、怒り、六か月では嫌悪と恐怖、十二か月では得意と親への愛情、十五か月では子どもへの親しみと嫉妬を示すように内容が広がると、情動の自然な成長を述べました（一九三二）。

情動は、人とのふれあいや生活環境の中で安定したものへと育てていかねばなりません。そこにはしつけからの育ちもあります。落ち着いた、愛情に満ちた家族という人間関係の中でのいろいろな体験が素質に色をつけ、よい性格に成長させていくのです。

乳幼児期のこころの発達について大きな影響をあたえたのは、イギリスの小児科医であり著明な精神分析医であり、フロイトの流れをくむドナルド・W・ウィニコット（一八九六〜一九七一）でしょう。「赤ん坊がみている。しかし、それだけではない。母親の眼差しの中に映っている自分をみている」ということばは乳幼児精神医学の出発点だといわれています。目を見つめることで、相手のこころの動きを知るのです。

彼は、環境がこころの発達をつくるとして、はじめの母子関係を依存としてとらえ、母と子の心的相互関係に重きをおき、母親の抱きかかえること（holding）によって赤ん坊は育ちはじめるとしています。母親の抱きかかえ、すなわち、母子の共生でスタートした子どもの生得的かつ生物学的な母子関係は、自己（赤ん坊自身）と対象（母親）との関係へと進みます。

具体的には二歳半を過ぎたころから子どもは、母親依存から独立の立場をとりはじめます。母親のいつもの指示に「いや」といいはじめることです。最初の反抗期です。彼は、ここでの母親は子どもとの関係を「ほどよい母親（good enough mother）、環境としての母親（environment mother）」にならねばならないとしました（一九五三）。子どものこころの状況にあわせ、子どもを自立・自律させる「ほどよい母親」の重要性を述べたのです。ウィニコットに影響されたマーガレット・S・マーラーは、このこころの発達を固体化とよび、生まれたばかりの赤ん坊は、母親に全面的に依存し、共生的に生活しているが、この共生から分離―固体化の発達へとすすみ、これが人格形成の基礎になっていくとしました。子どものひとり立ちには、親との分離不安を自制できる精神的な安定感と内在化（internalization）の育ちが必要であるとも述べています。内在化とは、相手との関係を自分のこころの中に取り込んでいくことを意味します。母親の役目は、依存させてしまう母親ではなく、子どもが自分の生活環境を自律的に行えるように仕向けていく母親にならねばならないと強調しています。

しかし、これがうまくいかない場合もあります。虐待やネグレクトです。子どもは環境の激変による精神的ショックを受けます。養育者から突然に引き離されて発症する抑うつです。レネ・A・スピッツ（一八八七～一九七四）はこれを「依託抑うつ」と表現しています（一九五六）。こころの安全地帯の崩壊です。

なお、この時期での育児の参考になる小冊子は母子手帳です。育ちの基本が手短に書かれています。身体の成長をチェックすると同時に、発達のチェックも行いましょう。また、心配ごとがあったら、具体的にそれを記載しておきましょう。後日の貴重な資料になり、また、つぎのお子さんの育児にもよき参考書になります。もちろん、その頃の自分の心理状態をふり返ることにもなります。

三歳から六歳での幼児後半期の世界は、保育園・幼稚園の環境です。小さくともそこは社会です。この時期に子どもがうける刺激は量・質ともにひじょうに多く、多彩になります。直観的に反応し、その結果を経験として記憶し、つぎにその経験を利用してつぎの行動の質を成長させていきます。ここでも重要なことは、ことばと社会性と情動・性格の成長です。三つの部屋が多彩な経験によって充実していくことになります。

ことばの成長は、前半期と同様に幼児後半期の重要な成長目標のひとつです。豊富な体験によりことばの意味を正しく理解させていくことです。文字の読み書きではありません。意味をしっかり理解したことばの増加です。多いと少ない、大きいと小さい、昨日と明日、つよいと弱いなど相対することばを理解していくのです。常日頃から親子で、兄弟姉妹で、家族で、そして保育園・幼稚園で豊富な会話をし、遊びで具象的、非具象的なことばを豊富に知るようにしましょう。いっしょに歌ったり、かけっこをしたり、ままごと遊びをしたり、お絵かきや積み木で遊んだり、紙芝居などでお話を聞かせてもらったりしましょう。これらの遊びで、子どもは気持ちを込めたことばの理解が進みます。そして、文法にかなったことばの成長も進みます（図6-6）。

しかし、この年齢でもコミュニケーションはまだうまくとれません。トラブルはしばしばおこります。ケンカです。いじめといえるほどの根の深いものではありません。物の取りあいで「負けた・勝った」です。子どもはトラブルが起きたとき、うまく説明できません。具象的なことばだけがでてきます。「〇〇ちゃんがとった、なぐった」です。落ち着いたときにあらためてゆっくりとその時のことを話させ、そのことばを親は反復し、そこに悲しい、悔しい、うれしい、恐ろしい、さびしいなどのことばを理解できるように話をしてあげましょう。とくに悲しい、恐ろしい、さびしいなどのことばを、実感できる場面で教えていくことは非具象的なことばのただしい理解となります。いじめられる子どもの気持ちを教育することにもなります。と同時に、これらのことばの持つ意味を理解することで、子どもは正しいことばの使い方を学習していくことになります。正しいことばの増加は、小学校に入学してからの国語（文字）の学習にとって必須の条件です。聞くから注意ぶかく聴く、見るから注意ぶかく視る方向への遊びです。こ

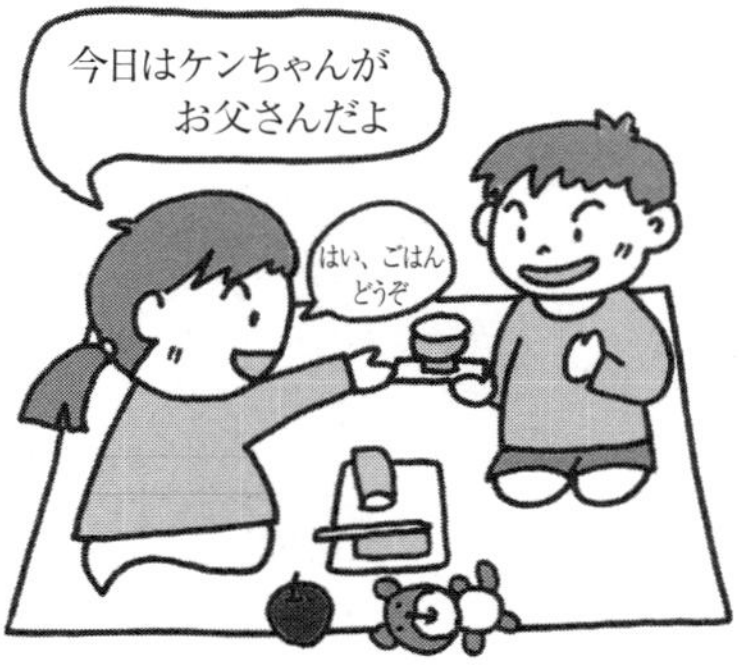
今日はケンちゃんが
お父さんだよ
はい、ごはん
どうぞ

図 6-6　ままごと遊び
人形を自分や妹にシンボル化し、自分たちもお父さんやお母さんになります。

れらは、社会性を教えていくだけでなく、善と悪の違いを教えていくチャンスでもあります。トラブルの仲裁では、良いことと悪いことを教えるチャンスとなります（図6-7）。ストレスに耐える勇気を知り、耐える行動ができるようにもなります。一方、やさしい行動のできた子どもをしっかりと褒めてあげることも重要です。褒められた子どもは何が良いことかを理解します。プラスとマイナスでの情動の成長です。

「環境としての母親」であることは、後期の子育てにおいてはさらに重要となります。この時期は、対人関係を通して子どものこころをつよく安定したものに育てる時です。今の日本は、あまりに親の働きかけがつよすぎます。子どもは依存から離脱できず、こころの成長を遅らせています。自分のことは自分で考え、自分で決定し、自分で責任をとる決断力の未成長です。この育ちの重要性はここに年齢依存性があることです。感受期があるのです。時期を遅らせてはいけないのです。親は、子どものこころの成長を意識して環境としての母親でなければならないのです。母親が先を走ってはいけないのです。もちろん、祖父母も先導的干渉をしてはいけません。せっかくの「環境」が崩れます。自然 nature な環境です。個人心理学を立ち上げたアルフレッド・アドラーは、育児と教育に熱心でした。幼児期の育児目標として、「①自立する、②社会と調和して暮らさせる」としています。性格の成長を社会環境に置いているのです。この年齢での性格形成では、社会との接点によって物事を自分で決めさせていくことが重要であり、両親・祖父母は一歩下がることを述べているのです。自分で決定し、自分でその結果を知ることが環

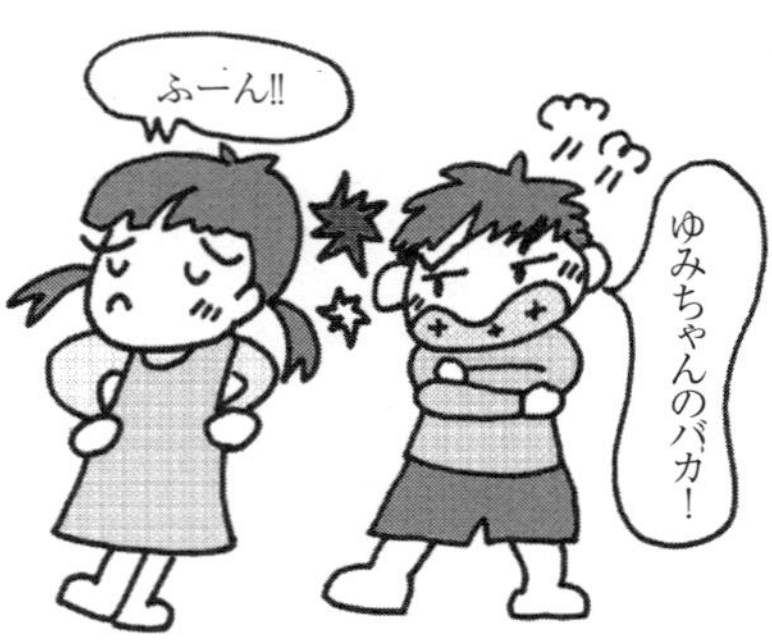

図 6-7　けんか
子どものケンカは、人間関係をきずく、最初のステップです。

境を落ちついて判断するこころを育てます（第二章二（二）精神分析からみたこころ　24頁参照）

対人関係の広がりの中では、社会性の教えも大切です。保育園・幼稚園では、子どもの社会性をしっかりと教えていかねばなりません。子どもの感じる受け止め方を理解しつつ集団生活のルールを教えていくのです。

社会性の教えでは、毎日の生活が習慣化されることが重要です。朝おきたらおはよう、夜眠る時はおやすみ、ご飯をたべるときはいただきますという。ものごとにはことばが同時に必要であることを理解するように教えましょう。これらが生活習慣としてできてくれば社会性は自然と身についていくものです。隣のおばさんに会ったらこんにちわ、悪いことをしたときはごめんなさいという。もちろん、保育園・幼稚園に通う習慣化もひじょうに重要です。そのためには、生活でのサーカディアン・リズムが大切となります。食事の時間、おやすみの時間、朝起きの時間です。これは睡眠のリズムをつけることになります。レム睡眠、ノンレム睡眠がこころを安定的に育てます。幼児の睡眠時間は少なくとも十時間は欲しい時間です。

また、三、四歳頃の幼児期では、前にも述べましたように、子どもは親のことばによく反抗していやといいます。第一次の反抗期です。自分を知ってきたのです。しかし同時に、お手伝いができ、それに満足し、がまんができ、待つことができるようになります。順番に耐えるこころです。感情の自己制御です。

なお、この頃の子どもの脳は、外から入力されてくる刺激の処理を効率的に行えるように模様替えを行っているといわれています。脳で使用されるエネルギー量が幼児期の前期より減っているのです。これは、不必要なルートをカットし、必要なものを優先的に取り込めるようにしていると考えられています。ニューロンの数も減って、逆に、シナプスのネットワークが充実しているのです。これによって記憶力とこころの形成、そして反応のスピード化がともに充実していきます。しかし、この反応がちょっと遅い子どももいます。効率化の成長がすこし遅れているためにスピードが伴わないのです。これを知的な遅れと評価してはいけません。感情を適切に表現することに迷っている子どもなのです。

幼児期のまとめでは、強調してきましたように、ことばの育ち、身辺自立と落ちついた情動の成長、そして、家族以外の人とのコミュニケーション能力の育ちです。ここでは、子どもたち同士での遊びがことば、情動、社会性の育ちに非常に重要であることを意識してほしいと思います。

☆エッセイ⑦　しつけ☆

広辞苑によれば「しつけ」とは礼儀作法を身につけさせることとある。社会の中で評価される基本的な動作で、立ち振る舞いともいえる。しつけは大人の立ち振る舞いに通じていく。大学では、入社を希望する学生に立ち振る舞いの指導が行われている。果たしてうまくいくのか心配でもある。

しつけは古くは田植えの別名でもある。しつけには「整然と植える」という意味が含まれる。

また、立ち振る舞いは、その人の感情を無意識にあらわしてもいる。感情形成としつけとの間には時間的関係の深いことが推測できる。

しつけはいつからはじめるのであろうか。

生まれてすぐから人間によって可愛がられて育ったイヌは人間への従順な感情が育つ。脳がそのように育つのである。盲導犬はこの従順な感情形成の期間を生後の一年としている。訓練は一年後に始まるのである。しつけである。

人間のしつけもほぼこれに準じている。多くの育児書はしつけのスタートを一歳六か月においている。一歳六か月までは「かわいい、かわいい」である。この期間で子どもの脳には家族や人間への親しみを持つ感情が育つ。しつけはその後に始まるのである。

当然、しつけにはストレスが伴う。「かわいい、かわいい」の時期はこれに耐える心の準備期間ともいえよう。幸いなことに、子どものしつけは食事をスプーンで食べる、オムツが濡れたら教えてくれる、簡単なお手伝いができる、などで始まる。これは褒めることでわりと簡単に習慣化されていく。叱る必要がないのである。

しかし、三歳ぐらいになるとしつけには「いけません」「駄目じゃないの」が多くなる。この頃の子どもは「いや」という言葉で自分をたしかめ始めてもくる。ここからのしつけには言葉での指導が重要になってくる。親は褒めることを基本にして、社会を生きるルールとしてのしつけを根気よく子どもに諭していかねばならない。

しつけは野生動物にとっては本能的行動でもある。しつけのできていない大学生に講義をしながら、これは親の手抜きか、祖父母の手抜きかと、つい考えてしまう。

（厚生福祉　二〇〇八年七月一八日版）

四　学童期の育ち――ストレスに応じるこころのもち方を学ぶときです――

学童期とは、六歳の小学校入学から十二歳の卒業までの六年間を指しています。生まれてから入学までの六年間は、母子の愛着的絆からはじまり、人との体験を通して話しことばと基本的な社会性を学び、親への依存から自立・自律へのこころの準備期間でした。これからの六年間は、文字ことばを学び、文字によってことばの理解をさらに深め、思考力を高めることになります。さらに多くの体験をとおして自己を知り、社会人としての生きる手法を学ぶときになります。自分の得意とするところを知り、同時に、自分の弱点を知ります。しかし、文字を学んだことは、読書をとおして先輩たちの生き方を知り、ストレスに耐えるこころのもち方も学ぶことになります。これらの学びはその後の人生を生きる上での教科書ともなりましょう。

この時期のこころも前半の三年間と後半の三年間にわかれて成長していくことになります。ピアジェもこの六年間を具体的操作の段階として、前半の三年間を可逆的事象の要因と経過を理解でき、それを再構築できるとき、後半の三年間を前半で理解できた因果関係と類似の事象を考えることができ、それに対するルールをつくることができるときとしています。

前半の三年間で、もっとも重要なことは文字（国語）を学ぶことです。子どもは文字や数字を知り、文章を読み、計算する技法を学び、これらを利用して読書ができ、数的処理の操作を可能にします。

日本語は、かな、カナ、漢字の三つの文字をもつ世界にも類のない文字体系です。しかも漢字には訓読み、音読みがあります。すでに書きましたように文字を読む脳のシステムはかな文字と漢字でやや異なっています。子どもたちにとって文字の学習はアルファベットの国々より大変です。それだけに小学前半での文字の読み・書きをきちんと学ばせることは重要な教育課題となります。そこでは幼児期にことばを豊富に知っていることが子どもにとって有利です。かな文字や漢字での単語を声にだして自分の耳で聴けばすぐ理解で

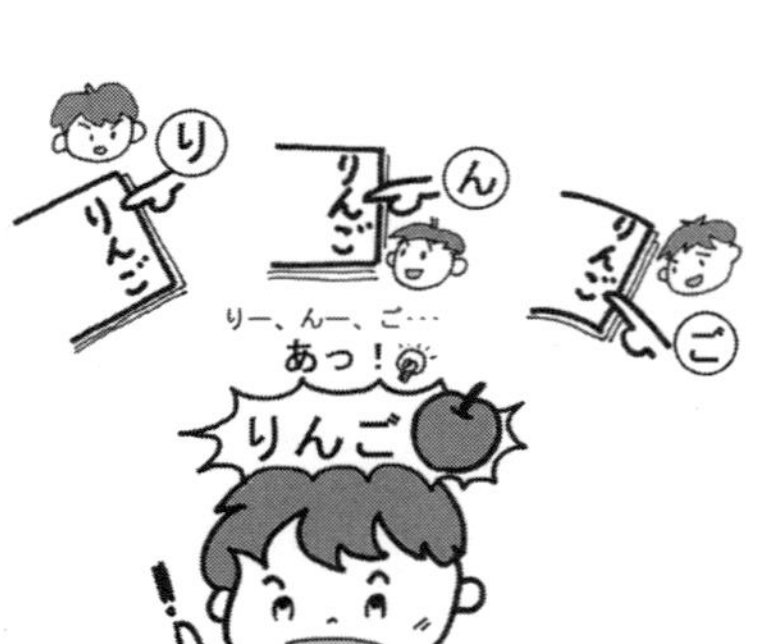

図 6-8　読字のスタート
指で字をおさえ、声をだして読みましょう

きるからです。かな文字の読み・書きは二年生までにクリアーしておきましょう（図6-8）。習字は字のバランスを習得する上でとても有効です。算数では、ソロバンの重要性を強調したいと思います。ソロバンは暗算力を育てる基礎になります。暗算ができることは、数量的判断が求められるときに全体をただしく理解し、すばやく判断できる貴重な能力となります。

ここでは文字の理解とともに文法の理解も必要になります。第四章三．の「文章力」で述べましたように、ここでも音読の重要性があります。書かれた文章を音読し、そこに書かれている内容を幼児期の体験から具体的に想像でき、理解するとき、子どもは文章（文字）から内容を理解するだけでなく、文法も学んでいくことになります。文法は、国語だけでなくその他の科目にも共通する文章理解の能力を高めることにつながります。

音読の重要性は、漢字で書かれた単語をただしく読むことにもつながります。漢字の単語を黙読ですませたら、読み違いが成人になってからもそのまま続いてしまい、恥をかきます。また、漢字の音読は、漢字の左側の偏《へん》と右側の旁《つくり》のもつ意味も理解することになります。

写字についても同じです。写字も音読しながら書く学習が重要です。写字は前にも書きましたように記憶する脳の場所が違います。字形の記憶がしっかりするのです。文字からの語彙の増加は、ことばの正しい理解や使い方を広げることになります。これは読解力の基礎になります（図6-9）。

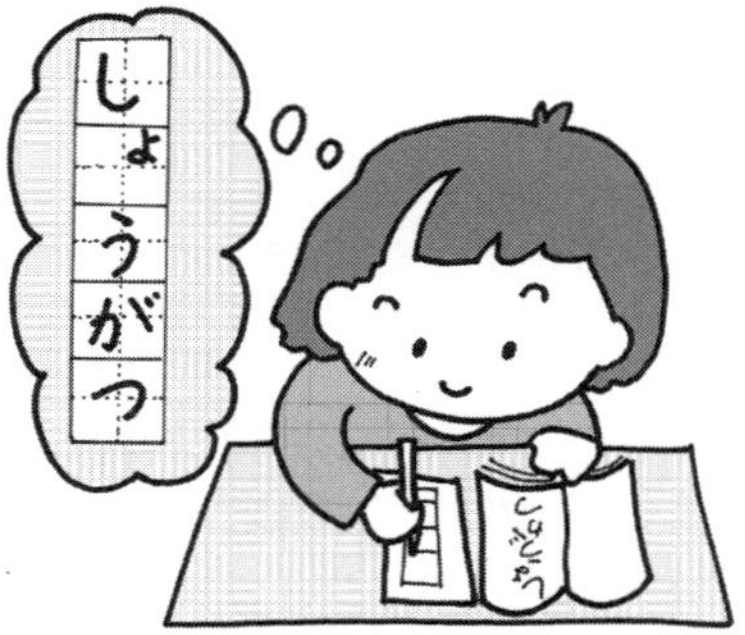

図 6-9　書字のスタート
教科書の字を見ながら、うすい枠の中にバランスよく書いていきましょう

文字を学ぶ目的のひとつには、読書に興味をもたせることにありま

す。一、二年生の子どもの考えは、まだ自己中心的で、行動は直情的で、思考は具体的です。しかし、本を読むことにより幅のひろい思考力が成長してきます。子どもは、読書から得た知識から、他者の気持ちをいろいろと推測できるようになり、自己と他者の存在がわかってきます。と同時に自分の優れているところや劣るところに気づき、自尊心や劣等感ももつようになります。自己意識の芽生えです。選ぶ本は、文字の含まれたマンガの本で結構です。本に興味をもってくれることが重要なのです。

学年も三年生になると、子どもは文字によってさまざまな思いが伝えられることを知ります。文字からことばを広げることになるのです。そこでの教育には三文字熟語や四文字熟語、ことわざ、古典、和歌、俳句、川柳などを音読させることが効率的です。ことばにリズムをつけることで、文章の理解力を高めます。また、これらの文字を書いて記憶することで、文字からもこころの学習を進めることになります。

なお、文字の教育については、悲しい、さびしい、苦しいなどの非具象的なことばが文芸作品の読書によって学習できることを強調したいと思います。会話によって表面的に理解してきたことばを深みのある概念のあることばとして理解できてくるのです。話しことばで表面的に理解していたことばが読書によって意味のある、実感をもったことばとして、理解を深めることにつながるのです。文字が与える効果のすばらしさです。やさしい行動、気づかいのできる行動にこころを高めていくのです。

社会学習では日常の生活を直接に経験することで認知力を高めていきます。ピアジェはこの時期を具体的操作段階とし、原因と結果を理解でき、可逆的な事象では再構築を可能にすると述べています。そして、簡単なルールを考えることも可能になるとします。ゲーム遊びの勝ち負けから、原因と結果を理解でき、つぎのチャンスにそれを生かす再構築を考えるようになります。しかし、まだ抽象的な事象の理解には至りません。あくまで直接経験による具体的思考の段階です。ここでは、花の栽培や物づくりなどの具体的な社会体験が認知力の向上に役だちます。

前半の子どもたちの間でおきるトラブルやいじめは、まだ認知・思考力の未熟な年齢での出来事です。いじめというよりいさかいに近いレベルです。学校の先生たちは、教師という立場から他者に苦痛や不愉快を与えることの「悪」を、自身の感覚で理解するように教えてほしいと思います。ことばによるしつけです。クラス全員で理解する道徳、倫理の基準です。コールバーグの述べる前慣習的水準での指導です（第二章三（四））。もちろん、いじめの対象になっている子どもへの配慮も重要です。子どもたちは本能の脳と認知の脳の比率からいえば、まだ本能の脳、すなわち辺縁系の力がつよく、認知の脳、すなわち前頭葉での理解や抑制力が未熟です。教師は、自分が子どもたちのこころの安全地帯であることを知らせ、弱い子のこころをサポートしてほしいと思います。この年頃の子どもたちは、こころを個人としてではなく群れでもつ年齢でもあります。皆がおなじ気持ちをもっているのです。いじめられる子どもも、いじめる子どもも同じ群れの中の一員です。群れがおなじ気持ちになれば、この時期のいじめは少なくなります。先生は自信をもって子どもたちのこころの安全地帯になる努力をしてほしいと思います。

後半の三年間は、子どもたちにとっては厳しい時期です。九歳の壁、十歳の壁といわれる年代です。学習についていけない子どもの遅れがはっきりし、それを乗り越えられない場合がここで目立ってくるのです。

学習では、言語（文字）で物事を理解する時代から言語（文字）で物事を考えるレベルになってきます。文章からその状況を具体的に想像できるようになるのです。国語、算数、社会なども それぞれで独立した内容の教科書になります。机の上での学習のはじまりです。頭の中で考える学習です。体格も思春期を目前にして低学年のころより明らかに学童という印象を受けはじめます。性的にもめざめ、異性を意識する子どももではじめます。また、低学年で群れて遊んでいた子どもたちは気ごころの合う友だち同士で遊ぶようになります。

学習では、意識の集中や選択的注意が必要になります。一段上の記憶力と理解力が求められてくるからです。認知能力の発達です。抽象的な概念の理解を成長させ、対象を客観的に把握・観察し、因果関係を理解し、これらを文章としても表現できるようにならねばなりません。子どもは勤勉性の意味を理解し、自己を制御することが求められてきます。内的にも一貫した精神的操作が求められます。体験を通して得られた膨大な認知のレパートリーからこころの中で確認する内言というこころのフィードバック機構が芽生えてきます。体験したことをこころの中で再現し、そこでの矛盾や同意を考えるようになります。これにより類似の事象も理解できるようになります。国語、社会、算数などの操作です。国語では、作文や日記を書くことなどが求められます。

これらの評価が日常的に行われるようになると、それは劣等感を意識させ、自尊心もゆるがすことも起こります。ストレスも多く、考えねばならないことが複雑になってくるからです。ここでは、ストレスに耐えるこころをどう育てていくのかが教師に問われることになります。多くの子どもたちがこの時期にスポーツ・クラブや類似の団体活動に参加していることは、意識せずにストレスに耐えるこころを育てているのかもしれません。スポーツにしろ、文化的な活動にしろ、グループ活動の中でチームプレーを意識させ、こころを育てていくのです。自分の能力とチームのもつ目標の中で自分の役割はなにかを意識し、それに向けて行動することになります(図6-10)。これは、企業や会社の中で自分の役割を自覚でき、集団の目標に向けてまじめに役割分担をはたすことにつながります。相手を理解し、自分が行うべき目標を理解できることは、つぎに述べる良き性格(パーソナリティ）を育てるスタートになるからです。

家族や先生たちは、机の上でのペーパーテストの点数だけで子どもを評価するのではなく、集団の中での行動力の成長にも十分目を配って、そこに活動できる子どもを高く評価してほしいと思います。これからの社会は、集団の中で自分を意識できる人材がもとめられているからです。

学童期をとおしてもうひとつの重要なことは、パーソナリティ（personality）の形成です。第二章の三で述べましたようにパーソナリティとは日本語で人格と訳されますが、心理学では個人を他者と区別する心理的特性の集合体としています。性格や個性です。

アメリカの児童精神科医スタラ・チェスとアレキサンダー・トーマスは、子どもの気質として、活動性、規則性、順応性、接近・回避性、反応性、散漫性など九つの行動特性のあることを指摘しています（一九七三）。性格はこれらの上に社会体験や学習、また読書をとおしてその子どもの性格が作られていくことになります。この考えは思春期における自我同一性が形成される前段階としての意味があります。

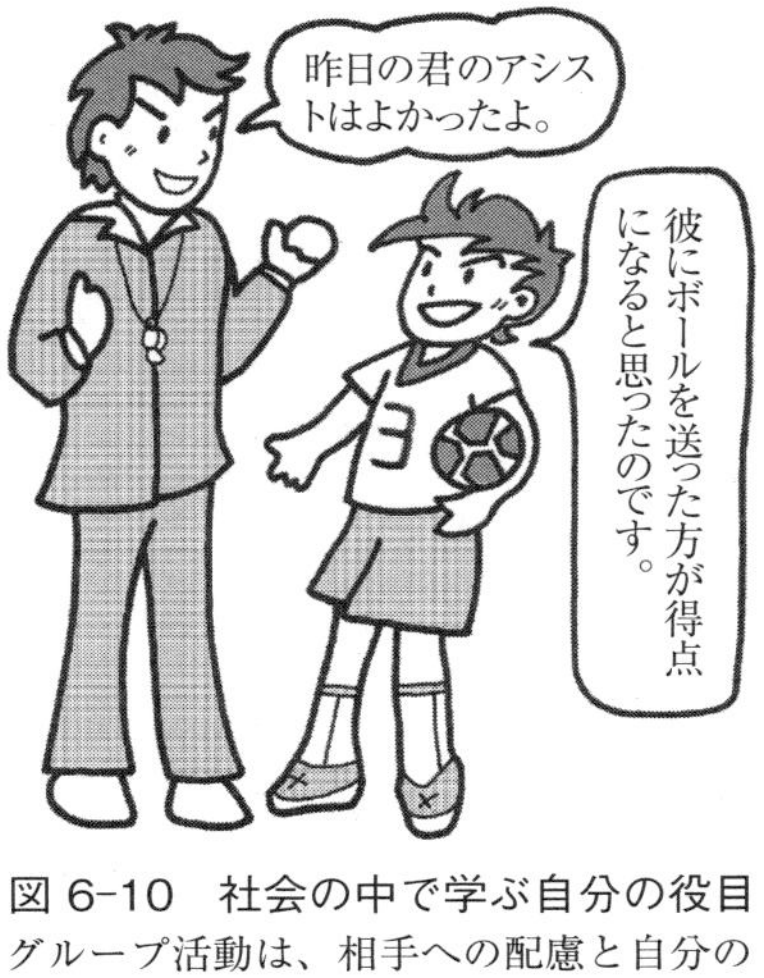
昨日の君のアシストはよかったよ。
彼にボールを送った方が得点になると思ったのです。

図 6-10　社会の中で学ぶ自分の役目
グループ活動は、相手への配慮と自分の立場を理解します。

以上をまとめますと、学童期の六年間でのこころの目標は、多くの体験をとおして、活動的で、順応性に満ち、集中力をみがき、安定した思考力を育て、人にやさしい人間になれるように努力する時代といえましょう。スポーツでも、いろいろな社会活動でもかまいません。多くの交流活動に参加して自分の得意とする点と弱い点を知り、そこから自分の人生の目標を意識することが大切です。そして、これが社会人としての成長につながることになりましょう。もちろん、そこには生活力の基礎となるサーカディアン・リズム（概日リズム）への配慮も忘れてはいけません。メディア・ゲームにおぼれて睡眠のリズムがくずれるとこれらの成長はおかしくなってしまいます。ゲーム遊びは夕食前の一時間です。また、親や教師は、これらの生活習慣ができた時、それを高く評価することを忘れてはいけません。ヒエラルヒーの気持ちが育ちます。

この時期、すなわち人が社会の中で集団の一人として生きはじめた時期、大脳はどこに変化を示しているのでしょうか。ポール・フレヒジッヒの解剖脳からの研究によれば、大脳連合野の変化では側頭葉と頭頂葉の成熟が著しいと報告しています（一九〇一）。ことばと、空間認知と、記憶と、理解の領域です。そして、これを支える大脳での代謝率では、幼児期の後半から学童期の中期までがもっとも高い上昇率をしめしていることが知られています。また、ニューロンの充実についても、頭頂葉での増加が学童期にめだっていることが報告されています（ジェイ・N・ギード　一九九九）。いろいろな情報についての認知能力の成長です。おどろくほどの急速な脳の成長です。端的にいえば、学童期は人生を豊かに生きるこころのもち方を学ぶもっとも重要な時期ともいえましょう。しかし、リスク的にみれば、この時期の子どもの脳はすべての情報を無条件に取り込んでいるともいえます。まだ、取捨選択の技法には成長していないからです。そこには、親や教師が協力しあいつつ、子どもへの適切なアドバイスが必要になります。先生が悪い、親がダメだからとお互いが責任を転嫁してはいけません。この時期のアドバイスは両者の協力が必要なのです。

なお、子どもたちの成長速度はさまざまです。学習についていけない子どもたちの中には、そこで群れる子どもたちもいます。その中からいじめがしばしばスタートします。いじめは昔からありました。しばしば暴力をともなっていました。しかし、社会が平和になるとともに暴力は少なくなりました。ただ、陰湿になってきていま す。こころに受けるストレスの複雑さです。したがって、このような問題にしっかりと取り組んでいる国々では、いじめは犯罪となっています。わが国の現状は、まだそこまで成熟はしていません。したがって、いまの日本では、いじめを抑えるのは、学校の責任が大きいといわざるをえません。残念ながら、わが国の教育現場は、この責任を自覚することさえ薄い学校がまだ少なくありません。残念です。

ここでは、いじめをされる側での耐えるこころをどう育てるかについて、少し具体的に述べてみたいと思います。正直、小学校でのいじめへの取り組みはひじょうに劣っています。それをサポートせねばならない地域社会も冷たい反応です。このような状態での効果的なアドバイスを今の教育制度下で行うことは、なかなかできません。わたくしは、不登校の子どもに四年生まで勉強がきちんとできておれば、登校に無理をさせる必要はないとアドバイスをしています。しっかりせねばならない学校が無理解、無力だからです。フリー・スクールでも、塾でも、個人的な家庭教師でも結構です。残りの学年の教科で国語と算数をしっかり教えてもらうことです。英語に興味をもってくれれば、英語も貴重な学習科目です。英語に接するチャンスをつくってあげることもよいと考えます。理科や社会は、両親が意識的に社会の中で解放されている理科や文化の施設などとの接点を豊富につくってあげれば学んでいけます。農業現場への参加も選択のひとつです。図書館通いもいろいろな社会のあることを知る上では貴重な学習所です。

しかし、自宅にこもることはこころの成長にとってけっして良いことではありません。両親はサーカディアン・リズムをきちんと守らせ、対人接触のチャンスを、ボランティア活動などで積極的に増やしてあげてください。いろいろな学外のグループ活動の参加は子どもの視野を広げる意味では貴重です。外国の小学校に短期でもいいから参加することなどもいいでしょう。外国語の勉強に目覚めることにもなります。外国ではテレビを見てもわからないために読書の習慣もついてきます。外国の大都市、とくにアジア地区に開かれている日本人学校でも許可が得られればよいチャンスです。経験による視野をひろく持たせることができます。これらをミックスして勉強の環境をひろげてあげることが大切です。生活する環境を大きく変えることで、そこからの新しい刺激が自分を見つめ直す機会になります。

五　思春期の育ち ―ストレスに耐えるこころのスキルを準備するときです―

思春期 puberty と青年期 adolescence は区別しにくいことばです。いずれも十二歳頃より二十五歳までとされています。人生の中で性にめざめ、かつ身体的能力が充実する時代です。多くのスポーツ選手が自己の能力を最高に咲かせます。しかし、この成長には個人差があります。思春期は、男性では十歳〜十六歳、女性では八歳〜十二歳にはじまるとされています。男性でのテストステロン、女性でのエストロジェンの分泌がはじまる時期の差なのでしょう。

十二歳から十七歳までの前半の六年間は中学校と高等学校の時代です。乳幼児期の六年間、学童期の六年間、そして、この六年間です。中等教育の時期とされています。具体的には、世界は中学校を前期中等教育、高等学校を後期中等教育としています。中等教育は、小学校で求められてきた識字を学ぶ機能的リテラシーの教育ではありません。アメリカでは、中等教育は科学的リテラシーのときとよんでいます。思考によりこころを深めるときです。機能的リテラシーは小学校時代で終わっているのです。国際的にはこの中等教育を評価する年齢を十五歳とし、ＯＥＣＤ（経済協力開発機構）は、PISA（Programme for International Student Assessment）という評価プログラムを国際的に行っています。十五歳は、機能的リテラシーから科学的リテラシーに学習を変身させていく年齢です（図6-11）。

中等教育は、自分の人生を自分で切り開いていくためのアドバイスをうける教育になります。小学校時代の終わりに漠然と考えた人生への具体的意識化と準備の時です。家の建築でいえば、いよいよ立ちあがってきたわが家を具体的にみて、これからの生活を想像し、計画するときです。親や教師は、子どもの考えを尊重し、アドバイザーの立場にたつときになります。

ここでの教育には三つの側面があります。ひとつは、自ら学ぶことへのアドバイスを受けるときです。自分が興味をもつ学習へのアドバイスです。二つ目は、自らのアイデンティティの確立を助けてもらうときです。人生目標へのアドバイスです。三つ目は、社会環境との相互作用の中で人生を生きるための具体的なアドバイスをもらうときです。職業を含めた将来へのアドバイスです。絵に例えれば、キャンパスに自分なりに描いている絵に指導者が人生の経験者としてコメントをつけてあげるときです。ここでは社会がもつ規範への意識も求められます。具体的には、道徳や倫理で求められるも

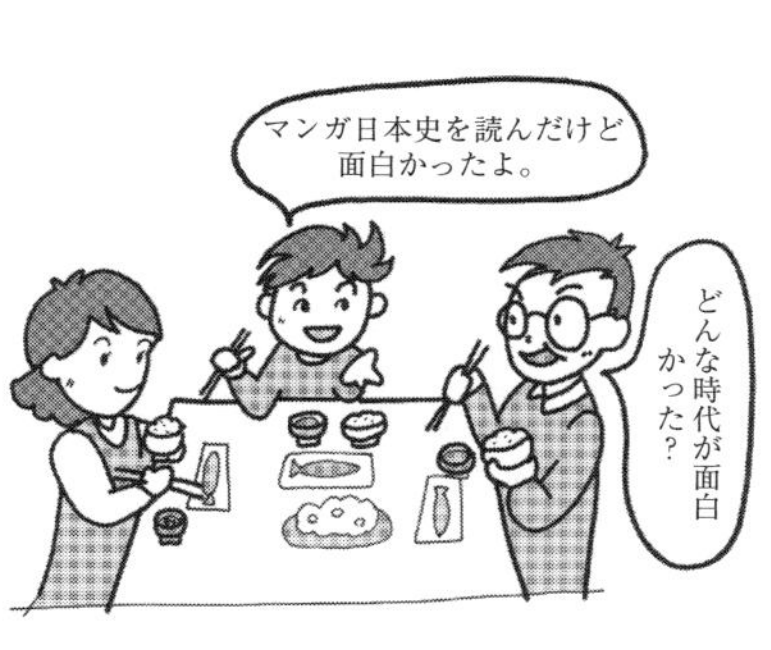
マンガ日本史を読んだけど
面白かったよ。
どんな時代が面白かった?

図 6-11　家庭でのリテラシー（教養）的環境

リテラシー的会話は、学童期ではことばの理解を、中・高生では思考力を育てます。

のです。

思考は、小学校時代の具体的な考えから、抽象的、表象的思考に成長する時になります。ピアジェは、十二歳からを形式的操作の段階としています。第三章で述べましたようにこの時期は、「もし…ならば」、という仮説的な考えでより普遍的なルールを理解できるようになるときとしています。思考は仮説から論理的に推論を進めることができてきます。直接経験からではなく間接経験によって考える抽象的思考です。要素を系統的に変換し、課題を全体として扱えるようになる学習です。まさにゲシュタルト理論です。なお、ピアジェ学派は、この時期を十九歳までと考えています。

ピアジェと並ぶ発達心理学のヴィゴツキーは、この思春期を自分さがしの時としています。そして、書きことばの重要性を述べています。文章を書くことにより自分のこころを文字によって表現し、自分のこころを文字から見つめることの重要性を強調しています。第三章で述べました内言力の成長です。学童期の自然で生得的な興味での具体的思考ではなく、友だちとの交流をとおして、「自分とは何か」を意識するときです。

学童期に成長した頭頂葉・側頭葉の認知力をつかって前頭葉で思考するときといえます。これは記憶に頼る因子的・アルゴリスティック（収束的）な考えを卒業し、全体的・ヒューリスティック（拡散的）な思考へと船出するときです。部分からの考えではなく全体から考える思考です。ストレスに耐えるこころにつながる思考となりましょう。自分のこころに語りかける内言です。残念ながら、わが国の大学入試前のセンター試験は、記憶力のよい子どもが高い点をとるようになっています。アルゴリスティックな学習による得点です。国は、早くこのテストの弱点に気付かねばなりません。

人生の将来を決める社会のシステムがこのような内容だけに、思春期のこころは子どもと大人の中間にあって、心理的に、社会的に苦労する時期です。スタンレー・G・ホールは、思春期を嵐とストレスの時代と表現しています。社会的適応とこれまで学んできた認知力が、道徳心、良心、愛やいのちという社会・倫理的な問題との間で悩む年齢となります。生物学的成長と精神的・文化的・社会的成長との間にあって、その結びつきに悩むときです。ギリシャの哲学者プラトンはこころを知・情・意からなるとしました。相手の気持ちを理解する「知」、相手の気持ちを感じる「情」、両者から対応を意識する「意」です。残念ながら思春期はこの知・情・意のバランスが歪みをもっている時でもあります。これまでに育ててきた認知の発達と知識は、社会・文化的適応へと自らのこころやパーソナリティに変化を求められてくるのです。個人の意識が問われてくるのです。意欲と思考、創造性と計画性、そして、道徳性と責任感が問われてくるのです。

この思春期は、神経症やうつ病、統合失調症などの発病の時期にも一致します。こころの病気です。死亡統計では十五～十九歳での一位は不慮の事故、二位は自殺となっています。身体的成長と心理的成長の相克の時でもあります。この時期、子どもたちは集団の中で自分をどう位置付けるかに悩みます。リストカット、不登校、引きこもり、ネット依存、家庭内暴力、うつ病、摂食障害などです。ストレスに耐えるこころの問題では、この点からの理解と対応が重要となります。

この歪みの解釈には第二章で述べましたようにフロイトやグスタグ・K・ユング（一八七五～一九六一）やコフート・H（一九七〇）の考えが大きく影響してきます。

フロイトは、すでに述べましたように、人には本能的な欲望（エス）が無意識にあり、このエスに対して反省や抑圧をかけるものが良心、道徳、理想などで、超自我（オーバーエゴ）が存在する。両者は無意識のものであり、その中間にあるのが自我（エゴ）、すなわち自分であるとしました（一九二三）。現実の社会では、この三者はいつもバランスのとれたものではなく、エスと超自我はしばしば対立します。これがこころの葛藤であるとしました。

フロイトに大きく影響されたエリクソンは、子どものこころは、成長の時期によって幼児期の自律性と自発性、学童期の勤勉性、思春期の自我同一性に成長するが、それぞれに危機のときがあり、思春期でのそれは自我同一性の拡散であるとしました。しかし、思春期の前半では、しばしば自分探しの機会を失っているので、猶予の期間（モラトリアム）も必要であると述べています。スティーブン・J・グールド（一九四一〜二〇〇二）らは、進化した動物（人）ほど動物は幼くして生まれ、こころの成長には長い年月が必要であるとも述べています（一九七七）。思春期にみられる不登校、引きこもり、社会的役割の回避などです（47頁参照）。

同じくフロイトの影響を受けたコフート・H（一九七一）も、思春期のこの状態を自己愛の未熟とし、また、フロイトに影響されたユングは、思考と感情、直観と感覚の四本の軸が人間関係の中で成熟していかねばならないが、この個性化のバランスが思春期では未分化あるいは崩れかけた状態にあるとしています。エリクソンらはこの時期を「心理・社会的モラトリアム」、すなわち、「複雑さを増す社会で、成人になるための準備リハーサルに必要な時期である」と述べています（一九七八）。

この思春期での大脳は、学童期で見えた側頭葉や頭頂葉の成長から、前頭葉での成長へと比重を変えていきます。フレヒジッヒによれば、前頭葉の中でも前頭前野、とくにワーキング・メモリーのセンターである背側部の成長の特異性を報告しています（一九〇一）。この領域は、注意配分、反応抑制、目標行動での時間構成などを機能化する部位です。社会の中を人間的に自律して生きる機能のセンターです。しかし、脳の代謝率では学童期よりもその率は低下しています。これは思春期の脳の樹状突起がそれまでに過剰に成長したシナプスに刈り込み（整理）を行っているからと考えられています。幼児後期におこった情報の効率化・最適化の第二の波です。これらは社会と個人との間に求められるこころの成長でもあります。当然、ここには性的成熟との関係も存在します。前頭葉と大脳辺縁系との関係です。

結論として、思春期での理想とする成長とは、エリクソンのいう自我同一性が順調に成長し、大脳辺縁系を中心に機能する情動と、頭頂・側頭葉に育った知識と、前頭葉に育った思考力の三者を、うまく統合させていくときと考えられます。新しい意識に気持ちを集中させる努力のときにあります。ただ、この機能化と創造性の開花には良き指導者とのめぐり合わせという偶然の運命があることも事実です（図6‒12）。

なお、学童期とは異なる青年期のこの思考を特徴づけるものとしてコーレ・M（二〇〇一）は以下の四点で説明をしています。①仮定にもとづいて推論する、②思考について思考する（メタ思考）、③前もって計画をたてる、④慣例にとらわれず考える（伝統的な枠を超えた思考）、の四点です。この特徴は、青年がリスクのある行動をとったり、より興奮するものを選択したり、新奇なものを求めたりする行動にも一致し

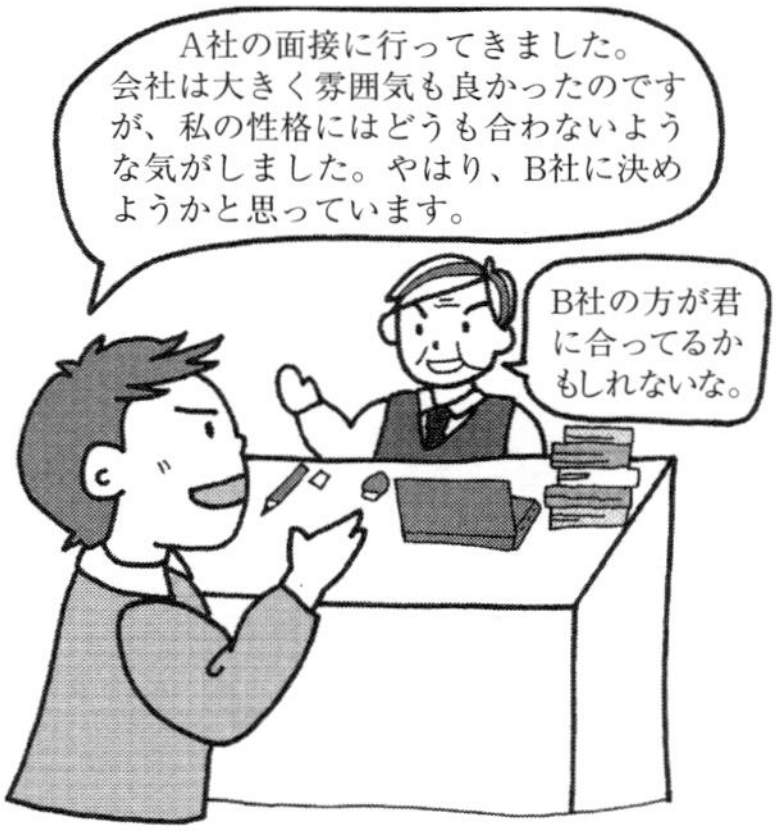
A社の面接に行ってきました。会社は大きく雰囲気も良かったのですが、私の性格にはどうも合わないような気がしました。やはり、B社に決めようかと思っています。
B社の方が君に合ってるかもしれないな。

図 6‒12　就職活動
就職活動は、社会への挑戦であり、自分を見つめるときでもあります。

ます。ここにも青年期の思考とその決定に情動の脳が大きく関与することを示唆しています。

思春期でのストレスとその対応は、学童期より複雑になります。端的にいえば、トラブルの深刻さと挫折するチャンスの多さです。中でも高校、大学の入試に失敗する、希望する就職に失敗することなどが最大の挫折でしょう。その後の人生を大きく決定する時だからです。一方、人生に成功してきた方々の話を聞いたり、伝記を読んだりすると、多くの方々の人生を決定したスタートがこの時期にあることも否定できません。読書の重要性とこれまでの自分の生き方に対する真摯な振り返りと将来に対するはっきりとした目標への意識化となりましょう。このような時には、それらを文字にして書いてみることも自分のこころを客観的に見つめる上では思いもかけない効果を与えてくれます。また、読書においても、その本の内容と感想について自分のまとめを書く習慣をつけたいものです。

なお、この時期の挫折を回避するには、自分の考えや希望する目標に向かう行動に冷静な判断が必要です。成長した前頭葉を最大に生かし、計画し、きまったら果敢に行動することです。ここで幸いなことは、エリクソンのいう猶予のとき（モラトリアム）の存在です。今のわが国にはこの猶予のときが充分に認められており、人生への再チャレンジに時間的ゆとりが許されています。このことは日本の若者にとって有利です。今までの人生をふり返り、反省する点をきびしく内省し、自己の考えを再検討し、目標に向かって行動を再計画し、再チャレンジに向かって努力するときです。今のわが国の若者には、そのチャンスが大きいと考えています。もちろん、ここでは逆風にむかって努力するつよい意志も必要です。エッセイ⑧のＤ子さんは見事に立ち直りました。

六　成人期の育ち―三十にして立つときです―

成人期は、二十歳から六十五歳までを指しています。しかし、生物学的には二十歳から四十歳までがピークです。成熟の時です。ユングは四十歳を人生の正午としました。しかし、二十歳代はまだ思春期と重なる人もいます。したがって、本書のこころの問題を考える時、ここでの成人期は三十歳代を中心に考えていきたいと思います。壮年期とよばれる年代のスタートのときです。会社や企業に勤めだして現場にやっと慣れた時期ともいえるでしょう。こころの成長を示すときともいえるでしょう。一方で、なんとなく自分の人生は、こんな人生でいいのかなと不足・不安に思うときでもあります。ひとむかし前までは、大学一年生にみられた五月病です。現代は、これが十年遅れであらわれているようです。こころの成長が遅れて進んでいるのでしょうか。猶予の期間が長すぎているのでしょうか。この年齢は、生物学的にこれ以上の力の上昇は望めない年齢です。いまのピークをどれだけ長く維持できるかとなりましょう。

この時期は、自分がもついろいろな能力を提示し、ストレスとは関係なく自分自身を告げるときです。人格をみがき、自分を示すときです。これは同時に自分が年上の人から観察されている時でもあります。それだけに自分のなにげなく話したことばや動作が、自分の気持ちとは関係ない方向で評価されることもあります。それをいじめというか、誤解というかは別にして、新たな人生の試練のときでもあります。しかし、基本は、自分は自分です。相撲の世界で、横綱や大関になった人の相撲はすべて自分の型をもっています。三十歳はこのことを意識すべきなのでしょう。自分の型をもつときです（図6‐13）。

エリクソンは、この時期を人間が身体的に自信をもって、他者との親密な関係を形成し、夢の実現にむかって努力する時期としました。結婚した夫婦は、子をもうけ、子育てをとおして充実した家庭生活をいとなむ時期です。会社では、主任として職場の最前線に意欲をもって働いている時期でもありましょう。この時期、人生に影響をあたえる因子は家庭、職場、経済事情などの環境であり、それに加えて異性間や仲間の間での価値観、自己拡大、愛情などが続くことになります。大人としての生活であり、人生への目標が具体化するときでもあります。それは、経済的自立や出世志向と重なります。

しかし、ストレスの増大による精神的な不安も生じます。自我の未成熟がこれに重なると、心理的、社会的危機に陥り、出社拒否、うつ状態も生じてきます。仕事に失敗するときもありましょう。「ごまかしで成功するより堂々と失敗する方がよい」とはギリシャの格言です。歴史的に成功した人物の生き方の本を読み、人生に勇気をもつことだと思います。

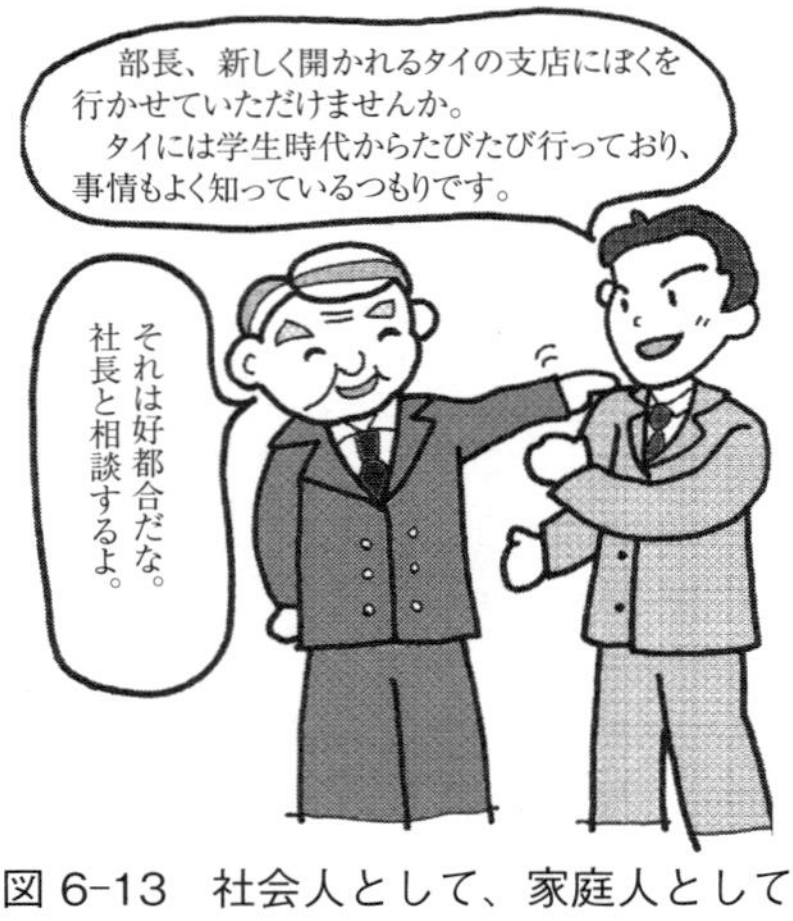
部長、新しく開かれるタイの支店にぼくを行かせていただけませんか。
タイには学生時代からたびたび行っており、事情もよく知っているつもりです。
それは好都合だな。社長と相談するよ。

図 6‐13　社会人として、家庭人として
ここまで体験し、学習してきた自分の能力を示し、人生目標を開花させるときです。

しかし、中には自分の仕事を会社や上司が認めてくれないときもありましょう。このようなストレスでは、古代中国の思想家である孔子と老子の生き方を参考にしましょう。前者のさらに積極的な行動をとるか、後者の無為・無我の生き方を理想とするかです。職場では自分より働かない先輩や同僚に憤慨し、自分自身を見失ってい

る人もありましょう。アリの世界では皆がせっせと働いている中で何もせずに、ただうろうろしているアリのいることがわかってきました。しかし、彼らは生きています。生命活動には、いろいろなケースが存在していることを理解しなければなりません。ここでは社会のマイナス面に気持ちを奪われないことが大切です。レジリエンス resilience ということばがあります。精神的回復力です。気持ちを弾力的にもち、人格をみがくことに気をつかい、自分のこころの声を聞き、快活にストレスに前向きに立ち向かうチャレンジ精神をさしていることばです。

三十歳代という年齢はまえにも書きましたように生物学的にはピークです。三十歳代で重要なことは、こころと身体の健康をどう維持するのか、社会の中での自分の能力をどう発展させるのか、倫理観・道徳観をどう保っていくのかにあると考えます。四十歳に入るとちょっとしたことで運動能力の低下や記憶力の低下を感じはじめます。

こころの健康については、すでに第四章で述べましたように健康の底辺には自律神経系・内分泌系、免疫系の機能維持があります。睡眠を意識したサーカディアン・リズムに気をつかい、身体の状態を健康に維持しましょう。これらの機能強化は、体調を整え、精神状態を安定化させ、認知的注意を増加させ、対人関係を安定化にもっていくことになります。

体調の維持には、適度の運動をできるだけ毎日の日課として意識し、そこへの習慣化に努力することが大切です。なお、ジョギングは、脳内にエンドルフィンとよばれる神経伝達物質をつくることがわかっています。エンドルフィンは不安の解消に作用し、幸福感を増させます。なお、前頭葉は、五十歳になってもまだ成長していることが脳のＭＲＩの研究で明らかにされています。五十歳まではまだ十分に時間があります。ステファン・コヴィーは、自分の人格（パーソナリティ）を幅広くする努力が重要であり、社会的評価は二次的なものであると述べています。そのためには意欲、知識、スキルが必要であると述べています。無意識に思っている自分の価値観の見直しでもあります。そのためには話すことより聴くこと、相手の立場を考え信頼をきずく努力をすること、他者の能力を尊重することの重要性を説いています。そして、人生に目的をもち、つねにゴールを思い描き、主体的に生きることの大切さを述べています。生活の習慣化です。自分の器をバランスよく育てるための彼のアドバイスでありましょう（図6-14）。

また、国際保健機関（WHO）は、健康を定義して、第二章のエッセイにも書きましたように「健康とはたんに病気や虚弱でないということではない。健康とは、身体的にも、精神的にも、スピリチュアル（霊的）にも、社会的にも良い状態にあることである」としています（一九九八）。宗教心の希薄なわが国でスピリチュアルをどう解釈するかはむずかしいところですが、わたくしは、気持ちやこころが安定的に満ちている状態と理解すればよいのではと考えます。生まれつきに障害をもっている人や、がんや難病で死をつねに考えていかねばならない人へのアドバイスとも重なります。ここでは月並みですが、健康を維持すること、読書から先人たちの生き方を理解し、自らの知性と社会性を高める努力を続けること、もし、自らの人生になんらかの不都合が生じた

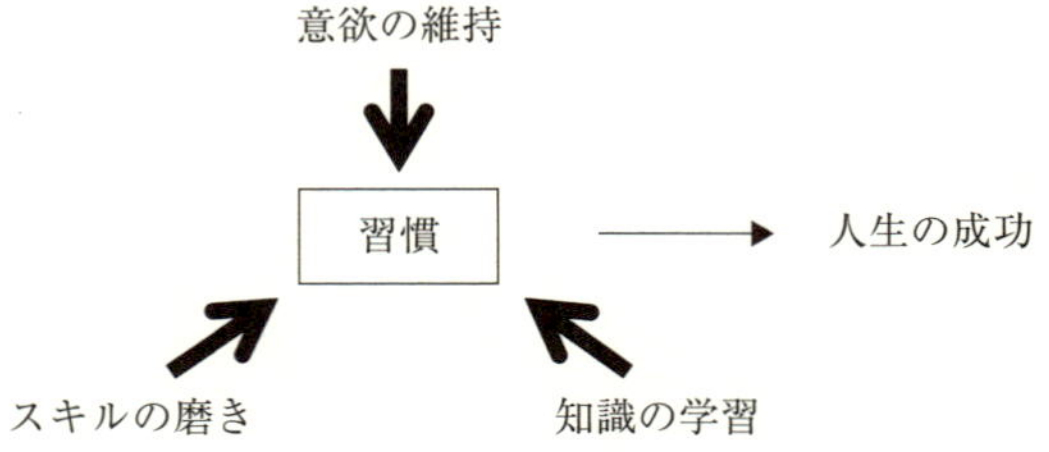

図 6-14　努力と習慣の大切さ
社会（人生）での成功には、知識の学習とスキル（技能）の磨きと意欲の維持を習慣的に維持する大切さをコヴィーは述べています。

場合には、このＷＨＯの考えを意識することが大切だと考えます。

また、この時期には、しばしば最愛の父や母の死に遭遇することも少なくありません。こころに何となく隙間を感じるときの親の死は、往々にして喪失感をつよく感じさせます。世界的な生物学者ジャレド・ダイアモンド（一九三七〜）は、このようなとき友人や親せきとの交流から新たな人間関係をつくり、少しずつこころを癒していくことを勧めています。依存しない大人としてのあたらしい前向きの友人関係です。

第六章のまとめ

この章は、多分に自分の人生をふり返って書いていったような気がします。この章を書き終えて思うことは、三〇〇〇年の歴史の中でこころの意味を真剣に考えてきたのはその時代、その時代での哲学者であったと考えます。ソクラテスは、「大切なことはただ生きることではなく善く生きることである」と述べ、アリストテレスは、「徳のある人格は習慣によって生まれ育つ」と述べ、パスカルは、「人は一本の葦にように弱いが、考えることができる偉大な存在である」と述べ、ロックは、「こころ（観念）は感覚と内省をとおして経験から育つ」と述べ、孔子は、「人を思う仁と外にあらわす礼」の重要性を説きました。いずれも、この本のテーマである「こころを支える力、ストレスに耐えるこころの育ち」に直結する考えであります。

では、いまの時代、生命が遺伝子という物質によって解明され続けているとき、そして、宇宙が眼に見えるものに近づいているとき、哲学は本書のテーマである「こころを支える力はどこにあるのか — ストレスの受け止め方 —」にどう答えようとしているのでしょうか。伊藤邦武氏は、二一世紀の哲学は、知性や理性だけに留まらない人の精神の立体的な働きの重要性に着目する時代になろうと述べています。知と情と意を含めた安定したこころへの意識化なのでしょう。また、チリの神経生理学者フンベルト・R・マトゥラーナ（一九二七〜）らの生命とは何かという問いに、「有機的に構成されている生命（人）は、環境に対し自己産出し、自己創出する機構（彼らはこれをオートポエティック・マシンと呼んでいます）をもっており、こころも環境に応じて大きく育っていく」としています。オートポイエーシス autopoiesis ということばは、本来生物学でつかわれたことばでした。生物（生命）は環境に対して自己生産的、自己組織化的であり、コンピューターのようにアロポイエティックとは異なっているという考えです。ダーウィンの「環境に適合する生命の力」ともいえましょう。こころを支える力も、自分をみつめ、自分は自分として努力することによって、環境に対しりっぱに自己産出し、自己創出していく力になるという思想です。

そこへの到達には、長いけれど努力する価値のある人生が待っているということではないでしょうか。

☆エッセイ⑧　いじめ☆

日本の子どもたちにおきているいじめは、欧米のそれとは異なっている。この問題を英語では〝bullying〟という言葉で説明しているが、はたして欧米の人は理解してくれるだろうか。

D子さんはもの静かで本を読むのが好きな、よく気のつく女性である。しかし、同じ年ごろの女性と一緒に騒ぐのはやや苦手なタイプでもある。

中学一年生までは成績もよく、先生たちから将来を期待された。しかし、この性格はいじめの対象にもなった。レポートは破られる、ノートを隠されるなどのいじめを受けた。とうとう学校に行けなくなり、成績は落ちてしまった。

目指す高校も合格できず、家に閉じこもってしまった。数年を経て相談を受け、本人と会った。

学校の話をすると泣いて何も話してくれなかった。私は彼女を、私が関係するいろいろな障害児・者の会合につれていった。そこで参加するボランティアとの話し合いにも横に座らせていた。いつも彼女は率直についてきてくれた。一年ほどすると彼女の表情はしだいに明るくなった。

私はあらためて、このような人たちのためにがんばってみないかと話をした。そして、今、彼女はある看護大学に通っている。学校は相変わらず私語が多く、いじめもある大学らしい。しかし、彼女は、それはもう卒業しましたと明るく話してくれるようになった。障害者の集まりではまだ発言はしないが、積極的に行動ができている。

私はアジアの若者たちと接するチャンスがある。彼らはこちらが困るほど積極的に話しかけてくるし、自分の夢を語ってくれる。そのような場では、彼らの間にもいじめらしい場を感じるときがある。しかし、いじめられている若者がそれを気にしている様子はない。

「一緒に渡れば怖くない」ということばがある。逆にいえば、これは一人になるのが怖いとなる。

「bullying」は異教徒への迫害や責めという「圧迫」の意味をもつが、日本語のいじめには〝除外〟という意味がつよい。除外する側もされる側も、学生としての自分を知る心の育ちに遅れ、この除外を乗りこえる力をもてないでいる。

除外に耐え、自分を知る勇気をどう育てるのかが、わが国に問われているのではないだろうか。


（厚生福祉　二〇一二年五月二五日版）

■参考文献一覧

第一章

Dictionary of Psychology／心理学辞典　丸善、二〇〇五
広辞苑第六版　岩波書店、二〇〇八
孔子と老子　青春新書、二〇一〇
哲学入門　ちくま新書、二〇一四
西洋の哲学・思想がよくわかる本　ＰＨＰ文庫、二〇〇七
エミール上・下　岩波文庫、二〇〇七
武士道　知的生き方文庫、二〇〇四

第二章

フロイト―その自我の軌跡―　ＮＨＫブックス、二〇〇三
フロイトからユングへ―無意識の世界―　ＮＨＫ出版、二〇〇六
フロイトとアドラーの心理学　青春新書、二〇一四
Principles of Developmental／発達心理学の基礎　ミネルバ書房、二〇〇一
ヒューマニスティック心理学入門―ロジャースとマズロー　新水社、一九九四
アドラー人生を生き抜く心理学　ＮＨＫ出版、二〇一四
The International World of the Infant／乳児の対人世界　岩崎学術出版、一九八九
The Family and Individual Development／子どもと家庭　誠信書房、一九八四

知能の発達とその異常。新医科学体系一〇（脳と行動）　中山書店、二〇〇三
Cognitive Psychology　Psychology Press, 2005.
Piaget's Theory／認知発達の科学　北大路書房、二〇〇七
知能の心理学（ピアジェ）　有斐閣新書、一九八〇
性格の心理　サイエンス社、二〇〇三
認知神経科学―心理学と脳科学が解くこころの仕組み―　オーム社、二〇一〇
心と脳―認知科学入門―　岩波新書、二〇一一
ヴィゴツキー入門　寺子屋新書、二〇〇六
ＥＱ―こころの知能指数　講談社＋α文庫、一九九八
Identity／自我同一性　誠信書房、一九七一
コールバーグ理論の基底　世界思想社、一九九三
The Ethical Brain／脳の中の論理　紀伊国屋書店、二〇〇六
La psyshiatrie del'enfant／児童精神医学　白水社、二〇一三
認知心理学キーワード　有斐閣新書、二〇〇七

第三章

Medical Genetics at a Glance／一目でわかる臨床遺伝学　メディカルサイエンスインターナショナル、二〇〇四／〇九
The Birth of the Mind／心を生み出す遺伝子　岩波現代文庫、二〇〇四
行動はどこまで進化するか　サイエンス新書、二〇〇六
知の逆転　ＮＨＫ出版新書、二〇一二
物語哲学の歴史　中公新書、二〇一二
Evolution and Modification of Behavior／行動は進化するか　講談社現代新書、一九七六

Mirroring People／ミラーニューロンの発見　早川書房、二〇〇八
延長された表現型　紀伊国屋書店、一九八七
心を生みだす遺伝子　岩波現代文庫、二〇一〇
エピジェネティクス―新しい生命像をえがく―　岩波新書

第四章

Endocrinology at a Glance／一目でわかる内分泌学　メデイカルサイエンスインターナショナル、一九九五
Immunology at a Glance／一目でわかる免疫学　メデイカルサイエンスインターナショナル、二〇〇七／〇九
Neuroscience at a Glance／一目でわかるニューロサイエンス　メデイカルサイエンスインターナショナル、二〇〇四
Brain, Mind and Behavior／脳の探検（上・下）　講談社、二〇〇四
ことばをどう育て、国語をどう学ぶのか　大学教育出版、二〇一〇
文章の書き方　岩波新書、一九九四
言語と思考を生む脳　脳科学シリーズ三：東京大学出版会、二〇〇八
チョムスキー入門　光文社新書、二〇〇六
脳とことば　ブレインサイエンスシリーズ　共立出版、一九九六
脳からみた学習―新しい学習科学の誕生―　明書店、二〇一〇
Proust and Squid／ブルーストとイカ　インターシフト、二〇〇八
日本語の文法を考える　岩波新書、一九七八
子どもの認知発達　新曜社、二〇〇三
The Executive Brain／脳を支配する前頭葉　医学書院、一九九七
脳のしくみとはたらき　講談社、二〇〇七
Left Brain, Right Brain／左の脳と右の脳　医学書院、一九九七

第五章

The Neuropsychology of Anxiety　Oxford Univ. Press. 1979

Neuroanatomical hypothesis of panic disorder.　Am.J.Psychiatry 157: 493-505, 2000

DSM-IV-TR／精神疾患の分類と診断の手引き　医学書院、二〇〇三

Trauma and stressor-related disorders in DSM-5　DSM-V, 2014

心的トラウマの理解とケア　じほう、二〇〇二

愛着障害　光文社新書、二〇一一

子どもの一〇歳の壁とは何か　光文社新書、二〇一一

子どもの双極性障害　東京書籍、二〇〇八

ことばでつまずく子どもたち―話す、読む、書くの脳科学―　中央法規、二〇一一

新版　いやされない傷―児童虐待と傷ついていく脳　診断と治療社、二〇一二

第六章

児童精神医学―歴史と特徴　白水社、二〇一三

Le Eta Della Mente／胎児の脳、老人の脳　創元社、二〇〇八

人間発達学　中央法規、二〇〇九

脳の発生と発達　東京大学出版会、二〇〇八

Biopsychology／バイオサイコロジー　西村書店、二〇〇五

Cognition in Children／子どもの認知発達　新曜社、二〇〇三

Brain Development and Cognition; A Reader.　神経心理学コレクション医学書院、二〇一〇

Developmental Disabilities　Oxford Univ. Press. 1979

発達障害の概念と歴史　発達障害の基礎（有馬正高監修）日本文化社、一九九九

特異的発達障害　診療と治療社、二〇一〇
The 7 Habits of Highly People　Wikipedia, 1989
視覚性認知の神経心理学　医学書院、二〇〇三
The Creating Brain／天才の脳科学　青戸社、二〇〇七

おわりに

本書の出版を考えるようになったのは、いじめの問題がだんだんエスカレートしてきたこと、それに対して教育者の言動が教育者としてますます見えなくなってきたこと、そして、社会がこれに鈍感になっていることでした。いじめの問題では自殺する子どもの増加です。教育問題では事件がおきるとすぐスクール・カウンセラーや臨床心理士ということばが学校の管理者からでてくることです。そして、社会を代表せねばならないメディアの主体性のなさです。将来を見据えていない文言の溢れです。とくに学校側の教育者としての自覚、メディアの社会的指導者としての自覚のなさは残念です。教育者・社会のリーダーとしての責任感が見えてきません。

わたくしは、本書の中にしばしば教育問題で大胆な意見を書いています。いじめから不登校になっている子どもたちへの対応です。教育現場がこれでは、わたくしの相談所にみえる親子に有効なアドバイスができないのです。しかし、親はやはり学校に頼りたいのです。子どもが可哀そうでなりません。

一方、わたくしは児童相談所に措置されている子どもたちについても相談にのっています。彼らのこころの問題には、心理学からだけでは子どもたちの指導が難しくなっています。脳科学からの冷静な意見が求められているのです。しかし、ここでも社会の暗い問題がわたくしの前に立ちふさがります。解決へのアドバイスはここでも困難を極めます。冷静の前に求められているものがわたくしの思考を立ち止まらせるのです。

しかし、ここで気づいたことがあります。わたくしの相談所にこられる子どもたちの教育問題と児童相談所に措置された子どもたちの問題の背景に共通するものが見えるのです。それは、問題の背景に共通して親の不安と混乱があることです。前者は教育現場での不安と混乱であり、後者は家庭環境での不安と混乱です。そこには、これを解決しようと意識できない、マニュアル化された教育に埋没して、それを破って行動化させせない環境と、わが子がゴミと言われようとそのゴミの中にこそ光るものがあると信じきれない親の意志の弱さがあります。

いま原稿を読み直してみて、わたくしの記述には自分の力不足をしみじみと感じます。問題があまりに深刻で、複雑なため、原稿の内容に深みのない部分が多くみえるのです。しかし、これがわたくしの今の限界なのかもわかりません。読者には、ぜひわたくしの気持ちをくみ取ってもらえれば幸いです。八十歳となり、人生の終わりが近づいてきた老小児科医が述べる子どもたちの現状と日本の将来への不安を読み取っていただければ幸いです。

なお、本書には多くのイラストを載せることができました。鳥取大学地域教育学部に在籍中の本城幸子先生に描いていただきました。多忙な身にもかかわらずわたくしの注文にこころよく対応していただいたことにこころから感謝いたします。また、最近の分子生物学についてわたくしの記述に貴重なコメントをしてくれた東北医科大学の栗政明弘教授に感謝します。

最後に、この原稿をこころよく本として出版しようと判断していただいた大学教育出版の佐藤守氏と編集に努力していただいた中島さまに深謝いたします。

■著者紹介

竹下　研三　（たけした　けんぞう）（1935-2016）

最終学歴　九州大学医学部卒業（1961年）
　　　　　鳥取大学名誉教授、医学博士

主　　著　『人間発達学 ― ヒトはどう育つのか ―』（中央法規）
　　　　　『ことばでつまずく子どもたち ― 話す・読む・書くの脳科学 ―』（中央法規）
　　　　　『福祉・保健・心理系学生のための脳科学』（大学教育出版）
　　　　　「ことばをどう育て、国語をどう学ぶのか ― 発達脳科学からのコメント」（大学教育出版）

こころを支える力はどこにあるのか
―ストレスの受け止め方―

2016年8月10日　初版第1刷発行

■著　　者――竹下研三
■発 行 者――佐藤　守
■発 行 所――株式会社 大学教育出版
　〒700-0953　岡山市南区西市855-4
　電話（086）244-1268　FAX（086）246-0294
■印刷製本――モリモト印刷（株）

ISBN978－4－86429－360－0